D1727786

Otto Brändli

Der Zauberberg in Wald

Die Zürcher Höhenklinik Wald 1977 bis 2023

Zum 125-Jahre-Jubiläum

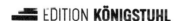 EDITION **KÖNIGSTUHL**

Impressum

© 2023 Edition Königstuhl

Alle Rechte vorbehalten.

Kein Teil dieses Buches darf ohne schriftliche Genehmigung des Verlags reprodu-
ziert werden, insbesondere nicht als Nachdruck in Zeitschriften oder Zeitungen,
im öffentlichen Vortrag, für Verfilmungen oder Dramatisierungen, als Übertragung
durch Rundfunk oder Fernsehen oder in anderen elektronischen Formaten.
Dies gilt auch für einzelne Bilder oder Textteile.

Bild Umschlag:	zVg
Gestaltung und Satz:	Stephan Cuber, diaphan gestaltung, Bern
Lektorat:	Manu Gehriger
Druck und Einband:	CPI books GmbH, Ulm
Schriften:	Mark, Adobe Garamond Pro

ISBN 978-3-907339-37-4

Printed in Germany

www.editionkoenigstuhl.com

In grosser Dankbarkeit gewidmet
allen meinen Mitarbeitenden, meiner Familie und
ganz besonders meiner Frau Therese

Zürich, November 2022

Inhalt

Vorwort

Was ist ein guter Arzt, eine gute Ärztin und was ist gute Medizin?

Die Bandbreite der möglichen Antworten auf diese Fragen verdeutlichen immer wieder den historischen Charakter von Medizin. Gute Medizin findet in einem gesellschaftlichen Kontext statt. Es braucht die richtigen Umstände, damit eine Berufsperson eben als guter Arzt arbeiten kann. Das beginnt in der Ausbildung, setzt sich in der Assistenzarztzeit fort und gipfelt schliesslich in einer eigenen Praxis oder in der Arbeit im Spital. Otto Brändlis Erinnerungen handeln von solchen Bedingungen und besprechen eigentlich immer wieder die Frage, unter welchen Bedingungen er als Arzt gute Arbeit leisten konnte.

Persönliche Erinnerungen eines alternden Arztes sind keine unproblematische Art der Geschichtsschreibung. Der Autor weiss das und erzählt deshalb von Erfahrungen und Erinnerungen. Innerhalb der medizinhistorischen Literatur handelt es sich sogar um ein etabliertes Genre, weil viele Ärzte gerne im Alter auf ihr Lebenswerk zurückblicken. Der von mir hoch geschätzte Medizinhistoriker Erwin H. Ackerknecht (1906–1988) nannte diese Autoren einst abschätzig «medizinhistorische Sonntagsfahrer», weil er ihnen prinzipiell misstraute und sie deshalb auch geringschätzte. Aber vielleicht hat er dabei übersehen, dass manches nur von Personen erzählt wird, die dabei waren. Was Brändli und seine Kollegen (mit Hilfe nützlicher Einschübe) beschreiben, sind vielfältige Veränderungen in der Medizin rund um die Höhenklinik Wald. Ein paar alte Rechnungen werden schon noch beglichen, aber insgesamt steht eine subjektive Sicht auf die Veränderungen im Vordergrund, die die

Höhenklinik Wald und mit ihnen die in Wald beschäftigten Ärztinnen und Ärzte seit der zweiten Hälfte der 1970er Jahre erlebt haben. Viele Personen werden genannt, die für Brändlis Arbeit zentral waren: Verwaltungsleiter, Pflegefachkräfte, Hilfspersonal und natürlich Ärztinnen und Ärzte aller Stufen und Fachrichtungen. Es ist bemerkenswert, dass in Brändlis Erinnerungen kaum Patientinnen und Patienten vorkommen. Natürlich schon als Personen in den Betten oder Empfänger von Therapien, aber kaum hörbar durch eigene Stimmen. Im Grunde bestätigt damit dieser Erinnerungsbericht, was Nicholas Jewson 1977 mit Hilfe des Titels «The Disappearance of the Sick-Man» untersuchte: wie die Medizin begann, über den Patienten zu sprechen, ohne diesen letztlich in die Konversation mit einzubeziehen.

Die Zürcher Medizinhistorikerin Iris Ritzmann hat 1998 ein Buch über die ersten Jahrzehnte der Höhenheilanstalt Wald veröffentlicht, in dem sie die Geschichte der Walder Heilstätte bis ins antibiotische Zeitalter untersuchte. Brändli schliesst immer wieder daran an und sieht seine Erinnerungen auch als Versuch, die Geschichte der Klinik in Wald bis zu Beginn des 21. Jahrhunderts weiterzuschreiben. Wie aber änderte sich die Medizin? Obwohl man schon zu Beginn von Brändlis Berufstätigkeit gelegentlich den Vorwurf einer «industriellen» Medizin hören konnte, wurde die Arbeit in der Medizin während der letzten fünfzig Jahre noch einmal deutlich arbeitsteiliger. Die Figur des Chefarztes, der über alles bestimmt und im Wesentlichen den Charakter seiner Klinik bestimmt, ist gegen Ende der Geschichte kaum mehr anzutreffen. Brändlis Vorgänger Haefliger kannte noch die alte Zeit als alles bestimmender Chefarzt eines Sanatoriums. Karl Turban (1856–1935) hatte als bekannter Sanatoriumsarzt in Davos den Ruf, ein «Tyrann von

Davos» zu sein. Brändlis Hinweis, selbst auch noch «Sklaven-treiber» genannt worden zu sein, bezog sich zwar auf seine Mit-arbeiter, aber weist auch darauf hin, dass er ein Bindeglied zweier Epochen war: Noch angefangen als Chefarzt und ärzt-licher Direktor mit weitgehenden Befugnissen geriet er selbst auch unter Druck der Verhältnisse und wurde am Schluss fast zu einem verzichtbaren Teil eines grösseren Räderwerks. Un-gefähr so haben sich das die Kritiker der Medizin in den 1970er Jahren vorgestellt, als sie das Krankenhaus als Gesundheits-fabrik beschrieben.

Ein wichtiger Faktor, der sich durch die gesamten Er-innerungen zieht, war die Ökonomisierung innerhalb der Me-dizin. Schon zu seiner Anfangszeit war Brändli klar, dass die Betten besser voll als leer sind und dass der kommerzielle Er-folg eine wichtige Aufgabe für den ärztlichen Direktor des Hauses darstellte. Dabei war immer auch die politische Di-mension wichtig, denn lange Zeit übernahm der Kanton die Unterstützung der öffentlichen Krankenhäuser sozusagen in der Form einer Defizitgarantie. Es ist eindrücklich zu sehen, wie rasch der noch junge Brändli seine Tätigkeit als «Werber» für sein Haus wahrnahm und auch interessante Wege dabei ging. Diese Medienkompetenz, die Fähigkeit prägnant zu for-mulieren und sich in Szene zu setzen, hat er kaum im Medizin-studium gelernt. Vielleicht war der USA Aufenthalt dabei hilf-reich? Nähme man die Übersicht der ärztlichen Rollen des sogenannten CanMEDS, dem von der Schweiz übernommenen Katalog ärztlicher Kompetenzen der kanadischen Ärztegesell-schaft, als Referenz, dann könnte man wohl feststellen, dass Brändli ziemlich universal begabt gewesen sein muss und viele dieser Kompetenzen abdecken konnte.

Dem Arzt als Universalkönner stand aber nicht nur die immer weitergehende Spezialisierung gegenüber, sondern auch die zunehmend ausdifferenzierende Krankenhausadministration. Brändli beobachtete mit Sorge die Ankunft der Manager in seiner Klinik und die neue Erwartung, dass Krankenhäuser und Kliniken Gewinn erzeugen sollen. Brändli hält Medizin für völlig ungeeignet, mit Marktprozessen und Gewinnerwartungen zu arbeiten. Im 19. Jahrhundert durchlief die Ärzteschaft erfolgreich den Prozess der Professionalisierung, in dem sie viel berufliche Autonomie gewann. Brändlis Erinnerungen kann man hingegen als Beispiel für die laufende «Deprofessionalisierung» des Arztberufes verstehen, denn es geht Einiges an beruflicher Autonomie verloren, wenn nicht mehr die klinische Diagnose oder die bestmögliche Betreuung des Patienten, sondern die berühmte «bottom line» zur zentralen Handlungsanleitung für ärztliches Personal wird. Man glaubt ihm, wenn er festhält, dass Medizin keine Ware ist, die auf einem Markt feilgeboten werden sollte.

Schliesslich noch ein Wort zur Aufgabe der Höhenklinik Wald in der Zeit nach der Tuberkulose: Rehabilitation. Die Geschichte der Rehabilitation ist im Grunde noch kaum geschrieben. Natürlich wissen wir, dass ihre zugrundeliegende Idee nicht neu ist, aber viel deutet darauf hin, dass sich in den letzten Jahrzehnten des 20. Jahrhunderts ein neues Spannungsfeld auftat: Es wurde immer klarer, dass erst mit einer vernünftigen Reha die meisten Patienten von mittlerweile hoch invasiven Eingriffen und belastenden Therapien den Weg zurück in einen selbständigen Alltag gehen konnten. Gleichzeitig wurden die Patienten immer älter und damit die Reha-Massnahmen auch langwieriger und damit teurer. Vor allem die

Krankenkassen versuchten deshalb, den Zugang zur Reha zu erschweren, während die Reha-Kliniken vor allem in ihre Infrastruktur investierten, um von den Privatpatienten leben zu können. Die Höhenklinik Wald ist darum eine Art Paradiesvogel, weil sie eher weniger mit modernster Architektur und Einrichtung glänzen konnte, sondern sich vor allem durch ihre landschaftliche Lage auszeichnete. Mir haben diese Beschreibungen viel Freude gemacht, weil sie auch die Grundlage einer historischen Beobachtung sind: Rehabilitation im modernen Sinn unterscheidet sich wenig von der Behandlung der Tuberkulose um 1900. Es überzeugt mich also vollkommen, dass Reha nicht zwingend vor der Haustür organisiert werden sollte, sondern an einem Ort, wo man zur Ruhe kommen kann, zu sich selbst finden kann, eben zum Beispiel in Wald. Aber wie Brändli auch schreibt, wuchs der Reha-Markt kontinuierlich, sodass jüngst immer mehr Zentrumsspitäler entweder selbst oder im Auftrag neue Reha-Kliniken planen oder schon eröffnet haben. Niemand darf es verwundern, wenn dort bald gewinnorientiert gearbeitet wird und die Kosten für Reha Interventionen steigen werden. Je mehr gewinnorientierte Einrichtungen in der Schweiz um Patienten kämpfen, desto teurer wird insgesamt das Gesundheitswesen und so baut die Reha-Szene in der Schweiz aktuell an einer Überkapazität, die dann gefüllt werden will. Dagegen hat die gratis zur Verfügung stehende Aussicht vom Faltigberg einen schweren Stand.

Prof. Flurin Condrau,
Zürich, 23.11.2022

Rückblick

Vor der Industriellen Revolution lebten die Menschen im Mittel nur halb so lange wie heute. Eine hohe Kinder- und Müttersterblichkeit, Armut, Hunger und Kriege waren dafür verantwortlich – aber auch Krankheiten wie Pest, Pocken und die Tuberkulose.

Bis zur Entdeckung von Streptomycin im Jahre 1944 starb jeder zweite Tuberkulosekranke nach längerem Leiden an dieser, auch heute noch wichtigsten, tödlich verlaufenden Infektionskrankheit. Um 1900 waren in der Schweiz noch fast alle Menschen mit Tuberkulose infiziert. Daran erkrankten im Laufe ihres Lebens allerdings nur 5 bis 8 %. Tuberkulose war damals mit über 6000 jedes Jahr Verstorbenen in der Schweiz eine der häufigsten Todesursachen. Bis zu 40 % aller Todesfälle von 20- bis 29-Jährigen wurden dieser Krankheit zugeschrieben.

Erst durch die Entdeckung des Tuberkulosebakteriums durch Robert Koch 1882 wurde der Übertragungsweg durch kleinste ausgeatmete oder ausgehustete Tröpfchen bekannt, durch Aerosole wie bei Covid. Damit wurde die Isolation der Erkrankten in Sanatorien eine der wichtigsten Massnahmen dagegen. Beobachtungen von Hermann Brehmer 1857 im schlesischen Göbersdorf und von Schweizer Ärzten wie Luzius Rüedi 1848 und von Alexander Spengler in Davos wiesen zudem darauf hin, dass das Höhenklima für die Heilung besonders geeignet wäre.

Unter dem Eindruck dieser grassierenden Tuberkuloseepidemie wurde der Bau von «Volksheilstätten für Lungenkranke» eine wichtige Aufgabe für das öffentliche Gesundheitswesen. In Zürich sammelte ein Initiativ-Komitee auf Veranlassung der Gemeinnützigen Gesellschaft des Kantons seit 1893 510 000 Franken für eine solche Klinik in Wald. Sie wurde dort am bestens dazu geeigneten Standort auf dem Faltigberg, noch auf Kantonsgebiet, aber möglichst weit weg von Zürich und in mit Fuhrwerken leicht erreichbarer Höhe von 900 müMeer gebaut und 1898 eröffnet. Der Kanton steuerte «nur» 60 000 Franken bei, die Gemeinde Wald 10 000 Franken und dazu das Versprechen, eine neue Fahrstrasse auf den Faltigberg zu bauen.

Die Höhenklinik hat sich im Verlauf ihrer 125-jährigen Geschichte immer wieder flexibel den Bedürfnissen des Zürcher Gesundheitswesens angepasst. Sie stand zuerst als Tuberkulosesanatorium, dann als Lungen- und Reha-Klinik und zuletzt auch als Covid-Spital allen Kranken offen.

Geprägt durch die Tuberkuloseerkrankung meines Vaters als ich 19 Jahre alt war und mit einer darauf ausgerichteten Spezialausbildung in New York, wurde ich auf Empfehlung meines Vorgängers Prof. Eduard Haefliger 1975 mit 33 Jahren zum Chefarzt und damals auch zum Direktor der Höhenklinik Wald gewählt. Auch nach meiner 31-jährigen Tätigkeit dort setze ich mich bis heute zusammen mit einer Interessengemeinschaft, der «IG Sani» («Sani» ist die im Volksmund weiter verwendete Bezeichnung für die Klinik), weiter für den Erhalt dieser Klinik an ihrem ganz speziellen Standort im Zürcher Oberland ein.

Kurz nach dem Entscheid der Gesundheitsdirektion vom 15. März 2022, die Zukunft der Höhenklinik in Wald in Frage zu stellen, haben mich Lea Ypi in der «Sternstunde Philosophie» am Schweizer Fernsehen vom 27.3.2022 und ihr Buch «Freiheit» angeregt, die Geschichte dieser Höhenklinik zusammen mit meinen eigenen Erfahrungen in den letzten 46 Jahren zu beschreiben. Die unter Enver Hodscha im marxistischen Albanien aufgewachsene Philosophin, heute an der London School of Economics, bringt in ihrem spannenden Buch ihre eigene Biografie mit der Geschichte der Philosophie zusammen (Ypi 2021, siehe die Quellenangaben).

Für mich als Arzt und meine Familie wurde der Faltigberg zum Zauberberg. Ganz besonders im Winter mit damals noch viel Schnee, der wunderbaren Aussicht in die Alpen und der engen Gemeinschaft von Patienten und Mitarbeitenden in der geschichtsträchtigen Klinik in der unberührten Berglandschaft des Zürcher Oberlands.

Kaltstart

Umzug im Schneegestöber

Es hatte den ganzen Tag durch geschneit. Unterwegs von Basel nach Wald waren die Strassen noch schwarz geräumt worden. Aber bereits unten in Wald nach dem Bahnübergang lag Schnee auf der immer steiler werdenden Strasse auf den Faltigberg. Die Schneemaden zu beiden Seiten wurden immer höher. Aber sie waren nicht hoch genug, dass sie den Wagen vor dem Abrutschen bewahrt hätten.

Meine Frau Therese war am Steuer des schweren AMC Gremlin. Sie hatte dieses rote Amerikanerauto zwei Jahre zuvor im Hafen von Antwerpen abgeholt und in die Schweiz gefahren. Wir hatten es auf der Heimreise aus New York mitgenommen – als Erinnerung an meinen zweijährigen Weiterbildungsaufenthalt dort. Der Gremlin sah speziell aus, wie wenn man uns nur die vordere Hälfte eines grossen Amerikanerwagens verkauft hätte. Ob er ohne Vierradantrieb aber auch die 300 Höhenmeter hinauf zur Klinik schaffen würde?

Susi, ihre Freundin, sass neben ihr und beruhigte sie. Hinten in seinem Kindersitz plauderte vergnügt der bald einjährige Silvan vor sich hin. Unser damals noch einziger Sohn liebte es schon sehr früh, Auto zu fahren. Der Sitz neben ihm und der Kofferraum waren voll mit seinen Kleidern und Spielsachen.

Der Zügelwagen mit mir und mit unseren Möbeln war später losgefahren und kam auch weniger schnell voran. Es war bereits dunkel geworden an jenem Abend des 28. Dezember 1976. Therese hatte die südlich dem Hang entlang kontinuierlich, aber steil ansteigende Gemeindestrasse gewählt. Diese war

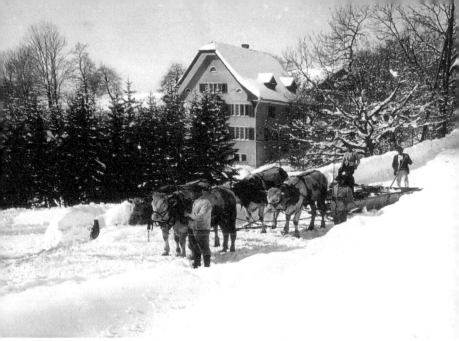

Das Chefarzthaus im Winter mit den hohen Schneemaden

nach der Eröffnung der Höhenklinik im Jahr 1898 und erst auf wiederholte Mahnung der Stiftungsverantwortlichen durch die Gemeinde später gebaut worden. Denn sie war mit ein Grund dafür gewesen, dass die Klinik überhaupt oberhalb von Wald ihren optimalen Standort fand. Der Bau dieser Strasse hinauf auf den auf 900 Metern Höhe gelegenen Faltigberg war wohl das entscheidende Angebot der damals als «Manchester der Schweiz» mit ihren 20 Textilfabriken noch finanzkräftigeren Gemeinde Wald. Sonst wäre die Klinik wohl anderswo gebaut worden.

Mitten im Aufstieg an einer engen Stelle zwischen der Nagelfluhwand links und dem steil abfallenden Strassenbord rechts kam Therese ausgerechnet das Postauto entgegen. Schlechtes Timing! Sie hielt den Wagen so nahe wie möglich am Strassenrand an und hoffte, es hätte genug Platz für beide. Aber die Fahrkunst von Therese und die Adhäsionseigenschaften des «Gremlin» machten es möglich, dass sie in der glitschigen Steigung wieder anfahren konnte. Sie würde in Zukunft die zwar etwas längere, aber breitere Kantonsstrasse über den Hittenberg wählen – und wenn möglich nur, wenn kein Schnee darauf lag!

Glücklich oben vor dem Chefarzthaus angekommen, wurden wir vom Mitarbeiter des Technischen Dienstes der Klinik Ferdinand Roffler empfangen. Er hatte alles gut vorbereitet; ein sogenanntes «Nass-Team» sollte unsere Habe im Schneegestöber von der Strasse bis zur Haustüre tragen. Ein zweites Team würde dann drinnen alles an den richtigen Ort bringen. Therese hatte alles genau beschriftet und den vielen Zimmern des grossen Hauses zugeordnet.

So ging alles sehr schnell. Dank der guten Vorbereitung und den vielen helfenden Händen waren wir fürs Erste eingerichtet und startbereit.

Wahl zum Chefarzt mit 33 Jahren

Im Nachhinein scheint es mir, dass wir beide, meine Frau Therese und ich, sehr mutig waren, uns noch so jung für die Chefarztstelle in Wald zu bewerben, welche im September 1975 ausgeschrieben worden war.

Wir waren gerade erst im Frühling 1975 aus New York in die Schweiz zurückgekommen, wo ich meine zweijährige Weiterbildung zum Lungenarzt am Bellevue Hospital absolviert hatte. Dieses 1000-Bettenspital ist eines der ältesten in den USA und dient als Stadtspital für den südlichen Teil von

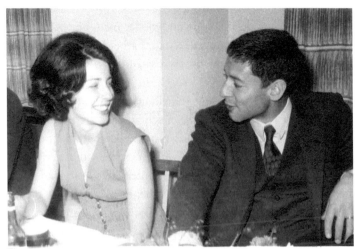

Therese und Otto Brändli 1975

Manhattan. Dort gab es neben der grossen Lungenabteilung auch ein renommiertes Physiologie-Labor, wo der Nobelpreisträger André Cournand und kurz vor mir auch Ewald Weibel, der spätere Anatomieprofessor und Rektor in Bern, gearbeitet hatten. Später konnte ich durch die Schweizerische Lungenstiftung den Anatomie-Hörsaal in Bern nach ihm benennen und jährlich einen Ewald-Weibel Förderpreis für Lungenforschung verleihen lassen.

Ich machte im Bellevue erste Erfahrungen als «Chief Resident», was bei uns einem Oberarzt entspricht, auf der grossen Lungen- und Tuberkulose-Abteilung. Zudem war mir auch bereits eine Kaderstelle im benachbarten grossen Militärspital, dem Veterans Administration Hospital von Manhattan, in Aussicht gestellt worden.

Weil mir jedoch der Zugang zur amerikanischen Facharztprüfung vom Dekan Saul Farber verwehrt wurde, nahm ich das Angebot aus der Schweiz an, wieder ins Universitätsspital (USZ) nach Zürich zurückzukehren. Farber hatte nämlich von mir verlangt, dass ich nochmals als «Intern» meine medizinische Grundausbildung von vorne zu beginnen hätte. Auch heute noch ist es in den USA schwierig, mit ausländischem Examen als Arzt tätig zu sein, viel schwieriger als für die Ausländer hier in der Schweiz. Dies musste später auch einer meiner Oberärzte, Christian Lo Cascio, erfahren, der sich dieser harten Bedingung jedoch tapfer unterzogen hat und auch heute noch in New York lebt und arbeitet.

In Zürich arbeitete ich zuerst wieder als Assistenzarzt auf der Inneren Medizin, als ich von Prof. Eduard Haefliger auf das Inserat für seine Chefarztnachfolge in Wald in der Schweizer Ärztezeitung aufmerksam gemacht wurde. Er hatte mir bereits zwei Jahre vorher, kurz vor meiner Abreise in die USA, eine mögliche Mitarbeit als Oberarzt in der Höhenklinik angeboten und dabei schon an mich als seinen möglichen Nachfolger gedacht, wie ich später in seinen Unterlagen las. Er selbst hatte die Chefarztstelle in Wald 1940 auch bereits im Alter von nur 31 Jahren angetreten. Er kannte mich und meine Familie. Er hatte 1961 meinen an Lungentuberkulose erkrankten Vater während sechs Monaten in der Höhenklinik stationär und später auch ambulant behandelt.

So schickte ich meine schriftliche Bewerbung an den damaligen Präsidenten der Stiftung Zürcher Heilstätten Wald und Clavadel, Huldreich Altorfer Jr., Chef der EMBRU AG in Rüti und Designer des «Altorfer Liegestuhls» mit den farbigen Plastikschnüren. Hier Auszüge aus meinem Bewerbungsschreiben vom 27. Oktober 1975:

… Entscheidend für meine Bewerbung waren nicht zuletzt meine Herkunft aus dem Zürcher Oberland und mein Pflichtgefühl gegenüber den Menschen, welche meine ärztliche Ausbildung ermöglicht haben. Zudem war der krankheitsbedingte Aufenthalt meines Vaters im «Sanatorium Wald» in den Jahren 1961/62 nicht nur für meine Berufswahl bedeutungsvoll, sondern auch für die Wahl meines Spezialgebietes Pulmonologie.

Da ich in einem Altersheim aufgewachsen bin, sind mir auch die Probleme des alternden Menschen, die Gruppendynamik des Anstaltslebens und die speziellen Führungsprobleme einer solchen Institution vertraut. Ein weiterer Beweggrund ist meine Neigung, als Arzt die Krankheit nicht als rein naturwissenschaftliches Phänomen, sondern stets in Verbindung mit den Lebensumständen und der individuellen Veranlagung des erkrankten Mitmenschen zu sehen. Diese Einstellung ermöglicht es mir vielleicht besser, mit der therapeutischen Ohnmacht fertig zu werden, welche uns bei der Pflege von Chronisch- und Krebskranken immer wieder befällt.

… Ich möchte versuchen, mit den vorhandenen Mitteln eine einfache, moderne und patientenorientierte Medizin zu betreiben. Nach gründlicher Abklärung und in enger Zusammenarbeit mit den Ärzten und Spitälern der Region sollte es möglich sein, die bereits eingeleitete Ausweitung des Patientengutes über Tuberkulöse und Lungenkranke hinaus weiter zu fördern. Konkret habe ich an eine Abteilung für Krebskranke und, sofern es die Einrichtungen erlauben, für Rehabilitation insbesondere von Kreislaufkranken gedacht.

… Auch meine Frau hat sich diesen Schritt gut überlegt und würde mich bei der neuen grossen Aufgabe unterstützen …

Es hatte am 25. November 1975 bereits früh geschneit, als ich mit Therese morgens um 9 Uhr von der Chefarztsekretärin Erna Schurter zur entscheidenden Sitzung des Stiftungsrates der Zürcher Höhenklinik empfangen wurde. Erna Schurter sollte später noch viele Jahre auch meine engste Mitarbeiterin sein.

Ich hatte zwei Mitbewerber mit mir in der engeren Wahl, wie ich später im Protokoll lesen konnte. Einer davon, bereits Chefarzt einer anderen Höhenklinik, hatte sich zurückgezogen. Mein gleichaltriger Konkurrent war damals ebenfalls Assistenzarzt auf der Kardiologie im USZ und wurde von Prof. Siegenthaler von der Poliklinik des USZ portiert, während ich auf die Unterstützung meines Chefs Prof. Frick von der Medizinischen Klinik zählen konnte.

In der anschliessenden spannenden Fragerunde musste ich unter anderem erklären, was ich mir unter «einfache Medizin» vorstelle und ob ich Wald als eine langfristige Aufgabe betrachte. Nicht vorbereitet war ich auf die Frage nach meinen Salärvorstellungen. Ich antwortete unsicher: *«Mehr als ein Oberarzt in Basel»,* damals waren das 75 000 Fr. pro Jahr.

Ich wurde offenbar einstimmig gewählt, mit Amtsantritt auf den 1. Januar 1977 und mit einem Anfangslohn von monatlich Fr. 7000, gemäss dem Protokoll des Stiftungsrates.

So konnte ich noch während des ganzen Jahres 1976 als Oberarzt auf der Lungenabteilung des Universitätsspitals Basel meine berufliche Weiterbildung zum Spezialarzt abschliessen. Allerdings ganz zum Unwillen meines dortigen Chefarztes Prof. Herzog, der mir prophezeite, die Höhenklinik sei doch ein Auslaufmodell und würde bald geschlossen werden.

Nur zwei Tage lang zusammen mit dem Vorgänger

Die Übergabe der Klinikleitung erfolgte am 30. und 31. Dezember 1976. Sie dauerte nur zwei Tage. Mein Vorgänger Eduard Haefliger meinte, ich würde dann schnell sehen, was ich ändern müsse und mit wem ich weiter zusammenarbeiten könne.

Mit raschen Schritten ging er mit mir auf einer «Blitzvisite» über die acht Krankenabteilungen auf den vier Stockwerken der Klinik mit den 145 Betten. Er stellte mich jedem der anwesenden Patienten vor und erwähnte kurz ihre Diagnosen. Es handelte sich damals je zur Hälfte um Tuberkulosekranke und um Patienten nach Operationen, vor allem am Bewegungsapparat. Dann verliess er die Klinik und sagte, er würde diese in nächster Zeit nicht mehr betreten.

Obwohl zuerst erstaunt über dieses Vorgehen, habe ich nachträglich verstanden, dass ich durch diese ultrakurze Überlappungszeit mit meinem erfahrenen Vorgänger die Chance erhielt, meine Änderungswünsche und Ideen ohne viel Rücksichtnahme auf ihn zu verwirklichen. Ich würde dies dann 31 Jahre später mit meinem Nachfolger genauso machen!

Ich kannte die Klinik zwar bereits von den Krankenbesuchen im Jahre 1961 bei meinem an Tuberkulose erkrankten Vater her, wenigstens von aussen!

Ich hatte damals gerade meine Maturaprüfung an der Kantonsschule Zürcher Oberland in Wetzikon bestanden. An der Maturafeier am 25. September 1961 konnte mein Vater leider nicht mehr teilnehmen. Er war bereits vorher in die Höhenklinik eingetreten, nachdem sich seine Tuberkulose im Verlaufe des Sommers rasch verschlechtert hatte. Damals trafen wir unseren Vater beim Besuch nicht in der Klinik, sondern nur im Freien, zur Vermeidung einer Ansteckung durch die

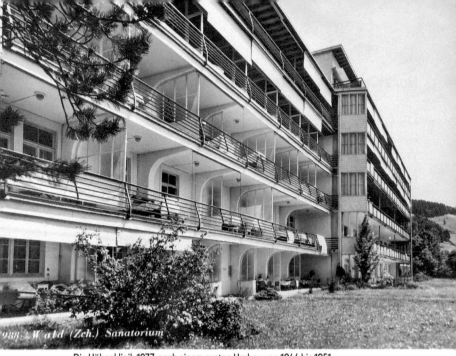

Die Höhenklinik 1977, nach einem ersten Umbau von 1946 bis 1951

Tuberkulose. Ich habe keine Erinnerung daran, sein Kranken-
zimmer oder die Klinik überhaupt je von innen gesehen zu
haben. Eduard Haefliger hatte mich vor der Wahl nur immer
im grossen Chefarzthaus empfangen und mir die Klinik nie
gezeigt. «Ich würde sie dann schon noch früh genug sehen»,
sagte er nur.

Er erklärte mir auch, dass ich, wie er bisher selbst, mit meiner Familie hier im Chefarzthaus ebenfalls «logé, nourri et
blanchi» sei, also gratis wohnen und von der Klinikküche das
Essen bekommen würde und eine Reinigungsfrau dazu. Das
grosszügige Arzthaus war 1916 mitten im Krieg trotz steigender
Materialpreise für die «standesgemässe» Unterbringung des damaligen Chefarztes Heinrich Staub gebaut worden. Als Eduard
Haefliger dann in meinem Anstellungsvertrag aber sah, dass

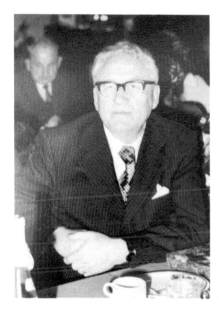

Eduard Haefliger, mein Vorgänger
als Chefarzt und Direktor der
Klinik von 1941 bis 1976, bei seiner
Abschiedsfeier

nicht nur mein Anfangssalär tiefer war als das von ihm mir
gegenüber erwähnte, sondern dass ich auch einen normalen
Mietvertrag ohne die erwähnten Vergünstigungen erhalten
hatte, beschwerte er sich *«peinlich berührt»* deswegen beim
Präsidenten der Stiftung – allerdings ohne Erfolg!
Erst bei meiner Wahl 1975 habe ich die Klinik erstmals betreten. Und dann wieder bei der Abschiedsfeier für Prof. Haefliger 1976, zwei Monate vor meinem Stellenantritt.

Eduard Haefliger stellte mir dabei auch die zukünftige
Oberschwester Silvia Spörri vor. Sie würde ebenfalls gleich-
zeitig mit mir in ihrer neuen Funktion starten. Sie hatte vorher
zwar erst vier Monate als diplomierte Pflegefachfrau in der
Höhenklinik gearbeitet – sie würde jedoch bald eine grosse
Hilfe für mich sein. Über die vier Ärzte, die bereits in der

Klinik arbeiteten, gab er mir kaum Auskunft – *«ich würde dann schon sehen»*, sagte er wieder.

Als meinen ersten «eigenen» Assistenzarzt konnte ich bereits vorgängig in Basel Rudolf Schneider rekrutieren. Er würde ebenfalls beim Neustart mit dabei sein.

Sorgen bereitete mir jedoch sogleich der bauliche Zustand der Klinik. Ich hätte mich schon vorher darum kümmern sollen. Denn sie war wegen Mangel an Baumaterial nach dem 2. Weltkrieg bei der ersten Renovation fast ganz mit Holz umgebaut worden! Die Klinik war offenbar auch das Brandobjekt Nr.1 im Kanton Zürich, wie ich später in einem Schreiben in der Schublade an meinem neuen Arbeitsplatz lesen musste.

Beim Rundgang über die Neujahrstage 1977 war mir zudem das Personalhaus im Wald im Osten der Klinik ganz besonders aufgefallen: Es war sieben Stockwerke hoch und 1946 ebenfalls ganz aus Holz gebaut worden. Es gab auf jedem Stockwerk nur ein Gemeinschaftsbad und ein WC, in den Personalzimmern nur kaltes Wasser. Als Fluchtweg war aussen am Gebäude eine «Leiter» angebracht, mit der man sich bei Vollbrand hätte retten können. Zum Glück ist eine solche Evakuation bis heute nie nötig geworden. Das Haus steht als damals erstes «Hochhaus» ganz aus Holz heute immer noch unter Schutz. Ich versuchte, die prekären Wohnbedingungen dort so rasch wie möglich zu verbessern. Doch war es leider nicht möglich, eine offizielle Bewilligung dafür zu erhalten, auch wegen des fehlenden Waldabstandes.

Dieses hölzerne Personalhaus stand damals zuoberst auf meiner «To-do-Liste» am ersten Arbeitstag – und stand auch bei meinem Rücktritt Ende 2007 immer noch drauf, als meine fast einzige, noch nicht abgearbeitete Pendenz!

Der erste Arbeitstag

Es war mir schon etwas mulmig zumute, als ich am 3. Januar 1977 um 7 Uhr durch den tiefen Schnee den kurzen Fussweg von nur 100 Metern bis zur Klinik stapfte. Ich war zum ersten Mal allein verantwortlich für eine ganze Klinik, nicht nur als Chefarzt, sondern auch als deren Direktor!

Natürlich trug ich damals immer ein weisses Hemd mit Krawatte. Und ich ging auch später immer eine Stunde früher in die Klinik, um mich vor dem Morgenrapport um 08:00 Uhr in Ruhe auf den kommenden Tag vorbereiten zu können. Zuerst las ich jeweils die Aufzeichnungen des Pflegepersonals der vergangenen Nacht über allfällige Zustandsänderungen der Patienten.

Beim Rapport waren dann alle fünf Ärzte dabei und auch die Oberschwester, wie damals die Leiterin Pflegedienst noch genannt wurde. Er fand im Röntgenbefundraum statt. Dort wurden die Ereignisse der vergangenen Nacht, oder damals diejenigen des Neujahrs-Wochenendes, besprochen und Röntgenbilder beurteilt. Darauf gingen meine Mitarbeiter zusammen zum Morgenkaffee und ich zurück in mein Büro, was ich heute wohl nicht mehr so tun würde. Ich vertraute damals darauf, dass mich meine am Morgenkaffee teilnehmende Sekretärin über Wichtiges dort Besprochenes schon informieren würde.

Im Chefarztbüro hatte ich bereits zuvor meinen Arbeitstisch um 180 Grad drehen lassen. Man hatte mir dies für die Amtsübernahme empfohlen, um so auch bildhaft Veränderungen anzukündigen.

Die schöne schwarze Tischlampe auf dem Bild ganz rechts habe ich leider weggeben. Und auch den Aschenbecher als engagierter Nichtraucher natürlich gleich entsorgt. Durch das

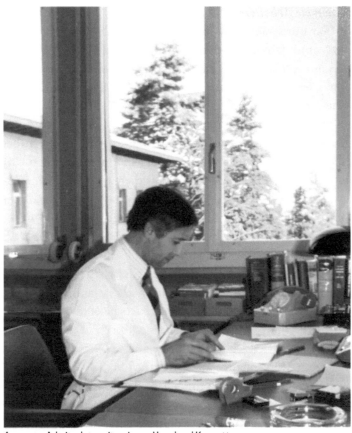

Am neuen Arbeitsplatz, mit weissem Hemd und Krawatte

Fenster hindurch sieht man die schneebedeckten Tannen, welche damals noch die fünfstöckige Klinik überragten.

Dann ging es gleich auf meine erste Chefarztvisite.

Heute wird viel darüber diskutiert und geschrieben, ob es richtig sei, dass Krankengeschichten und Therapiepläne direkt am Bett des Patienten zusammen mit den Mitarbeitern besprochen werden, und nicht nur ausserhalb des Zimmers im Gang oder in einem separaten Raum. Die für die Patienten jeweils zuständigen Pflegenden bevorzugen mehrheitlich am Krankenbett mit dabei zu sein, die jüngeren Ärzte sind lieber im Stationszimmer oder einem Rapportraum, wo offener über den Patienten gesprochen werden könnte. Auch bekämen die Patienten so die korrigierenden Bemerkungen der Kaderärzte nicht mit, durch welche das Vertrauen der Patienten in ihre noch in Weiterbildung stehenden Assistenzärzte geschmälert werden könnte (Gross 2022).

Ich hielt diese Visiten immer für eine sehr anspruchsvolle Aufgabe: Gleichzeitig gemeinsam Therapieentscheide am Krankenbett treffen zu müssen, die Ausbildung der Assistenzärzte zu unterstützen und die Zusammenarbeit im anwesenden Team zu fördern. Das waren für mich immer anstrengende zwei bis drei Stunden jeden Vormittag. Oft reichte es aber anschliessend noch für einen kurzen Kaffee mit dem ganzen Team der besuchten Bettenstation.

Es war mir auch immer ein Anliegen, dass nicht eine separate Privatabteilung geschaffen wurde und die Patienten mit Zusatzversicherung auf allen acht Abteilungen verteilt waren. Wenn ich sie täglich in ihren Einer- oder Zweierzimmern besuchen ging, war ich so auch überall sonst im ganzen Haus präsent.

Über Mittag blieb mir jetzt Zeit, um nach Hause essen zu gehen. Denn die Klinik war nur wenige Gehminuten von unserem Haus entfernt. Meine Kinder meinten zwar später, ich sei mit dem Kopf nicht ganz bei ihnen anwesend gewesen, sondern immer noch bei meinen Patienten und den Kliniksorgen. Der kurze Arbeitsweg brachte mir jedoch viel Lebensqualität!

Abends wurde es oft sehr spät. Ich war in der Regel der Letzte, der die Klinik verliess, ausser natürlich dem Nachtdienst leistenden Assistenzarzt. Meist ging ich nach dem Nachtessen wieder zurück in die Klinik, um bei der oft nur kurzen Dienstübergabe an das Nachtteam um 22 Uhr dabei zu sein.

Später bereute ich es einmal sehr, bei einer dieser oft nur kurzen Übergaben nicht selbst anwesend gewesen zu sein. Es ging dabei eine wichtige Information vergessen, was leider zum Tode eines Patienten im Verlaufe der Nacht beigetragen hatte und eine Untersuchung nach sich zog. Der Patient hatte versehentlich ein langwirksames Opiat (Oxycontin) eingenommen und war nicht wie verordnet die Nacht durch genau überwacht worden. Dies war allerdings noch vor der späteren Einführung eines CIRS (critical incident reporting system) in der Klinik.

Was 1977 gleichzeitig noch passierte

Interessant ist es heute nachzulesen, was im Jahr 1977 sonst noch passierte, denn damals blieb mir kaum Zeit dazu. Während ich auf dem Faltigberg meine neuen Aufgaben in Angriff nahm, meine Familie sich vergrösserte und ich im «Kalten Krieg» meinen Militärdienst leistete, begann draussen in der Welt die nächste, die digitale Revolution, wie Philipp Sarasin in seinem Buch «1977 Eine kurze Geschichte der Gegenwart» schreibt:

Im Santa Clara Tal zwischen San Francisco und San Jose, das später «Silicon Valley» genannt werden sollte, tüftelten Steve Jobs und Steve Wozniak in einer Garage dort an einem Mikrocomputer, den sie später Apple I tauften. Er sollte nicht nur viel bedienungsfreundlicher und billiger werden als die bisherigen IBM-Grossrechner und unsere damals noch verwendeten Taschenrechner, sondern auch viel leistungsfähiger. Gleichzeitig entwickelten Bill Gates und Paul Allen in Cambridge, Massachusetts die dazu passende Software «Microsoft». Die dazu benötigten Mikroprozessoren wurden immer billiger, die Computermaus wurde erfunden und schon bald erschienen die ersten «Personal Computer», die PCs, auf dem Markt.

Ursprünglich von einer Abteilung des amerikanischen Pentagons finanziert, der heurigen Defence Advanced Research Projects Agency (DARPA), wurde das Kommunikationsprogramm «Transmission Control Protocol» (TCP) entwickelt, welches das Internet später erst möglich machte.

Die Schallplatten wurden ersetzt durch Tonbänder, ich erinnere mich an den sanften Bass von Barry White, und der Fernseher durch Video Recorder und VHS- und U-Matic Kassetten, etwa mit «Saturday Night Fever» darauf.

Jimmy Carter wurde Präsident der USA und propagierte in seiner Inaugurationsrede die Menschenrechte als die amerikanische Mission in der Welt, Anaïs Nin die sexuelle Befreiung der Frau.

Am 13. Juli 1977 lösten zwei Blitze in New York für eine ganze Nacht ein «Blackout» aus, was zu beispiellosen Plünderungen von Geschäften führte. Die Grossstadt New York geriet auch sonst an den Rand des Bankrotts.

Im gleichen Jahr landete ein erst 30-jähriger Lebemann, verheiratet mit einem Fotomodell aus der Tschechoslowakei, einen äusserst lukrativen Deal mit der Stadt, der erstmals zu einer Steuerbefreiung für sein privates Unternehmen in New York führte; es war Donald J Trump! (Sarasin 2021)

Erste Ausbauschritte

Rückblickend waren die ersten beiden Jahre in Wald sehr aus-
gefüllt:

Als allein für die Klinik Verantwortlicher musste ich zusätzlich zur Betreuung von 145 Patienten ohne einen Oberarzt
auch wichtige Personalentscheide fällen und die Positionierung
der Klinik im kantonalen Gesundheitssystem neu definieren.

Auch die Sanierung der letztmals vor 30 Jahren mit Holz
umgebauten Klinik musste so rasch wie möglich in die Wege geleitet werden. Denn als Brandobjekt Nr. 1 im Kanton, nach dem
Brand der Klinik Burghölzli in Zürich am 6. März 1971 mit 28
deswegen verstorbenen Patienten, hätte ich eigentlich keine
«bettlägerigen» Patienten mehr in die Klinik aufnehmen dürfen.
Einen raschen Entscheid für eine Gesamtsanierung herbeizu-
führen, war deshalb meine erste grosse Aufgabe und liess auch
meine Kopfhaare vorzeitig weiss werden. Die Klinik aufgeben,
wie mir schon prophezeit worden war, wollte ich nicht.

Im ersten Jahr als Chefarzt 1977 hatte ich zusätzlich auch
noch die vier Wochen Zentralschule II in Worb als zukünftiger
Regimentsarzt und darauf einen drei-wöchigen Wiederholungs-
kurs zu leisten. Insgesamt war ich, vor allem noch während des
Studiums, insgesamt über 1200 Tage im Militärdienst. Und
zuhause war meine Familie inzwischen um zwei weitere Kinder
grösser geworden. Etwas viel auf einmal!

Meine Frau hat mir dabei immer «den Rücken freigehalten».
Sie hat einen grossen Anteil daran, dass ich als anfänglich alleiniger Klinikchef meinen 365 × 24-Stunden-Job immer leisten
konnte. Allerdings musste sie als gelernte Buchhändlerin deshalb auf die bereits geplante Eröffnung einer eigenen Buch-
handlung mit integriertem Café, ihr grosses berufliches Ziel,

verzichten. Erst nach dem Älterwerden der Kinder konnte sie sich dann 2002 ihren Wunschtraum mit der pionierhaften Eröffnung der Internetbuchhandlung www.buchland.ch erfüllen, welche sie bis heute selbständig von Zürich aus weiterführt.

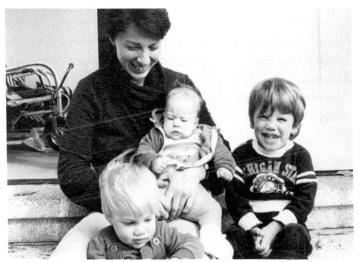

Meine Frau Therese mit unseren drei Kindern 1978

Glücklicherweise gelang es mir bald, weitere ausgezeichnete Mitarbeiter zu gewinnen. Dabei halfen mir die guten Kontakte zu den Universitätsspitälern in Zürich und in Basel, wo ich kurz zuvor noch gearbeitet hatte. So konnte ich sukzessive ein Team von jungen Assistenz- und Oberärzten aufbauen. Und dies, obwohl schon damals in der Schweiz zu wenig Ärzte ausgebildet wurden, und mein Vorgänger noch auf drei Ärzte aus Osteuropa angewiesen war.

Martin Häcki wurde 1979 mein erster neuer Oberarzt – nicht nur ein harter «Sparringspartner», der seinen jungen

Chef sehr herausforderte, sondern auch ein ausgezeichneter klinischer Forscher! Zusammen mit ihm konnten wichtige medizinische Fragestellungen in kontrollierten Studien überprüft und beantwortet werden. So zum Beispiel die Wirkung von Digitalis bei Herzinsuffizienz ohne Herzrhythmusstörungen oder von Diamox bei schwerkranken Patienten mit chronischer obstruktiver Lungenkrankheit (Häcki 1982; Häcki 1983). So konnten wir auch immer leichter eine grössere Zahl von Assistenzärzten und eine ganze Reihe von ausgezeichneten Oberärzten anstellen. Mein zweiter Oberarzt, Dr. Ruedi Bezel, schrieb mir Folgendes:

Als ich 1983 als Oberarzt die Nachfolge von Martin Häcki antrat, war ein Rest der Zauberbergatmosphäre noch spürbar, wenn auch der Wind des Fortschritts viele Spuren schon verweht hatte. Bei schönem Wetter wurden im Sommer die Patienten in ihren Betten auf die Terrasse gefahren, so dass die Visite noch an die alten Zeiten der Liegekuren erinnerte. Das alte Bülau-Gerät zum Anlegen eines Pneumothorax wurde für eine Thorakoskopie noch ein letztes Mal benützt und verschwand dann im Schrank. Die starre Bronchoskopie wurde endgültig durch das flexible Endoskop abgelöst.

Wenn früher der Aufenthalt noch so lange gedauert hatte, dass sich zwischen den Patienten Lebenspartnerschaften entwickeln konnten, so wurde nun darauf geachtet, dass die Aufenthaltsdauer so kurz wie möglich gehalten werden konnte.

Als junger, dynamischer Chefarzt vollzog Otto Brändli in forschem Tempo die Transformation von der Höhenklinik zu einer Rehabilitationsklinik mit einem Anteil Akutspital für pneumologische Patienten. Seine Multitasking-Fähigkeiten stellten an das ältere Personal, das sich noch eine gemächlichere

Gangart gewohnt war, hohe Anforderungen. Für uns Assistenten und Oberärzte war er ein hervorragender Lehrer. Wissenschaftliches Arbeiten war Pflicht. An originellen Ideen für Studien und Publikationen mangelte es ihm nie. Bei Problemen konnten wir immer auf seine Hilfe und Unterstützung zählen.

Neue Diagnosen wie das Obstruktive Schlafapnoesyndrom hielten Einzug. 1984 begannen wir die ersten Patienten mit nasalem CPAP zu behandeln, mit lauten Geräten und klobigen Masken, aber die Behandlung war wirksam und ist heute nicht mehr wegzudenken.

Die Tuberkuloseabteilung, die noch ca. 30 Betten umfasste, lag mir besonders am Herzen. Unter diesen Patienten fanden sich manche originelle, schrullige und auch in ihrer Schlitzohrigkeit sympathische Menschen. Der Erfolg der Behandlung war sicher, sofern die Medikamente eingenommen wurden. Zur Visite gehörte deshalb auch die Inspektion des Blumenbeets unter den Fenstern, wo sich des Öfteren die nicht eingenommen Tabletten finden liessen.

Zum Pflichtenheft des OAs gehörte einmal pro Woche eine konsiliarische internistische Visite im Spital Wald, eine interessante Abwechslung, die obendrein noch den wohlklingenden Titel «Nebenamtlicher internistischer Chefarzt» eintrug.

In den Assistentenzimmern im Dachgeschoss des alten Gebäudes roch es heimelig nach dem Holz der alten, zur Isolation mit Zeitungspapier hinterfütterten Täferung, sofern nicht doch jemand eine Zigarette rauchte. Dies musste allerdings unter der Auslöseschwelle für den Feueralarm gehalten werden, da sonst innerhalb von 3 Minuten die Feuerwehrequipe der Klinik vor der Tür stand.

Die Klinik bedurfte einer Erneuerung. Die Physiotherapie und das Lungenfunktionslabor wurden auf den neuesten Stand gebracht. Unverändert aber tönte gut hörbar die Stimme von Barica Istvanic, der langjährigen Leiterin des Lungenfunktionslabors, durch den Gang, mit den Anweisungen an die Patienten zur forcierten Exspiration: «Uus, uus, uss!».

Die ZHW war ein angenehmer, familiärer Arbeitsort. Im Herbst sass man über Mittag an der Sonne und schaute auf das Nebelmeer, das über den Niederungen lag. In der Freizeit lockten Wanderungen auf die Scheidegg oder den Farner, im Winter lag die Langlaufloipe vor dem Haus. Ich bin jeden Tag gerne in die ZHW zur Arbeit gegangen, auch wenn ich bei Neuschnee am frühen Morgen die Schneeketten montieren musste.

Am Klavier im Aufenthaltsraum konnte ich mich mit einem Boogie oder Blues genüsslich entspannen.

Sehr wichtig war, dass es Silvia Spörri, die gleichzeitig mit mir ihre verantwortungsvolle Stelle als Pflegedienstleiterin angetreten hatte, ebenfalls gelang, sehr gutes Personal für den Pflegedienst einzustellen. Und dies, obwohl die Klinik am Rand der Agglomeration Zürich und auch weit weg vom Dorf Wald liegt. Dabei halfen ihr die gute Zusammenarbeit mit der Pflegerinnenschule in Uster und dass die Klinik Schulstation der städtischen Schwesternschule Triemli und später auch des Kantonsspitals Winterthur wurde.

Oberschwester Silvia bedauert aber bis heute, dass ihr vom Stiftungspräsidenten mit ihrem Anstellungsvertrag als Leiterin des Pflegedienstes nicht auch gleichzeitig der Einsitz in die Klinikleitung zugestanden wurde. Doch bildeten wir trotzdem, zusammen mit dem nach dem Tode von Verwalter Heinrich Hunziker auf den 4. April 1979 neu gewählten Verwalter Kurt Walder, ein sehr gut funktionierendes Leitungsteam, mit

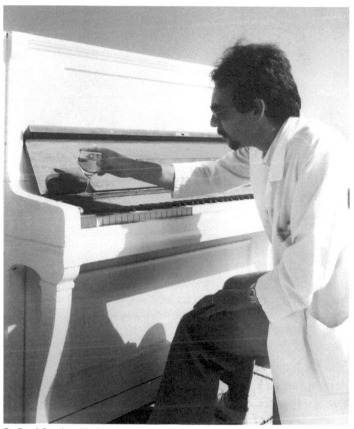

Dr. Ruedi Bezel am Klinikklavier

welchem auch die anstehende schwierige Umbauphase der Klinik gut gemeistert werden konnte.

Diese begann zuerst mit der Planung des Neubaus eines Therapiebads und einer Gymnastikhalle auf dem flachen Gelände vor dem Kliniktrakt. Der deswegen von der Gesund-

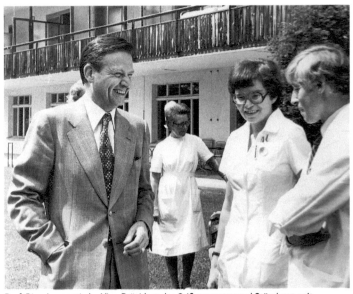

Prof. Rico Jagmetti, der Vize-Präsident des Stiftungsrates und Ständerat, mit Oberschwester Silvia Spörri, links neben mir, und dahinter Endoskopieschwester Helene Locher, vor dem alten Klinikgebäude 1979

heitsdirektion des Kantons Zürich entsandte spätere Direktor des Universitätsspitals Zürich Paul Stiefel war uns dabei eine grosse Hilfe. Nicht nur unterstützte er unser Subventionsbegehren für diese Therapiebauten, sondern er verlangte gleich eine Gesamtsanierung der Klinik. Diese war nämlich wegen Baumaterialmangel kurz nach dem Krieg letztmals noch auf den alten Fundamenten des 1898 gebauten Sanatoriums mit Holz umgebaut worden und war seit der letzten Sanierung von 1946 bis 1948 arg in die Jahre gekommen. Herr Stiefel fielen vor allem auch die sehr renovationsbedürftigen technischen Installationen an der Decke des Untergeschosses auf.

Beim Entfernen einer hölzernen Wand zwischen zwei Patientenzimmern zur Vergrösserung des Labors wurde uns zudem auch mit Entsetzen klar, dass damals zur Isolation nur zerknüllte Zeitungen aus dem Jahr 1948 verwendet worden waren, wie das folgende Bild zeigt:

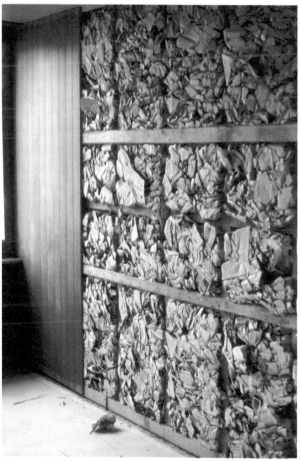

Zeitungen von 1948 als Isolationsmaterial zwischen Patientenzimmern

Wegen der deswegen und auch sonst grossen Brandgefahr für die Klinik wurde eine sogenannte Statthalter-Übung der örtlichen Feuerwehren zusammen mit der Betriebsfeuerwehr durchgeführt. Sie zeigte klar auf, dass wir die bettlägerigen Patienten bei einem Brand nicht rechtzeitig hätten in Sicherheit bringen können.

Ich besuchte deshalb präventiv ein Medientraining beim Schweizer Fernsehen. Dabei übte ich unter anderem auch das doppelsinnige Statement ein, welches ich nach einer Brandkatastrophe vor der Klinik stehend wohl hätte abgeben müssen: «... *mein Name ist Brändli, heute Nacht ist die Klinik abgebrannt ...*».

Die neu installierte Feuermeldeanlage löste auch in meinem Schlafzimmer jeweils Alarm aus. Aufgeschreckt und auf das Schlimmste gefasst, lief ich dann jeweils zum Fenster und versuchte mir ein Bild zu machen. Meist aber hatte jemand vergessen, den Teekocher abzustellen oder in der Klinik irgendwo heimlich geraucht.

Vom Tuberkulose-Sanatorium zur Lungenklinik

Schon bei meinen ersten Visiten auf den Abteilungen in Wald war mir auch rasch klar geworden, dass es nicht einfach sein würde, in die vielen Betten der Klinik die richtigen Patienten aufzunehmen.

Die Tuberkulose (Tb) war ja inzwischen mit Medikamenten heilbar geworden. Wegen der nur bei Krankheitsbeginn grösseren Ansteckungsgefahr allein hätten bereits damals die Mehrzahl der Tb-Kranken nur noch für maximal zwei bis sechs Wochen im Akutspital oder in der Höhenklinik stationär behandelt werden müssen. Nach kurzer Instruktion hätten die meisten Patienten ihre Tb-Medikamente als Tabletten zuhause selbst schlucken können. Infusionen, Injektionen oder Operationen waren nur noch in ganz speziellen Fällen nötig, zum Beispiel solche mit Medikamentenresistenz oder bei fehlender Einnahmedisziplin oder einem Grund für einen längeren Spitalaufenthalt.

Also würden sich die Tuberkuloseabteilungen langsam leeren und hätte Prof. Herzog, mein Chef in Basel, doch recht bekommen mit seiner Voraussage!

Die erste Antwort auf diesen Rückgang der Tuberkulose war bereits 1966 für meinen Vorgänger Eduard Haefliger eine Ausweitung des Angebots auf nicht tuberkulöse Patienten gewesen. Nur musste dies jetzt klarer kommuniziert und für den Stiftungsrat und die Gesundheitsbehörden in einem Konzept schriftlich festgehalten werden.

Zur Vorbereitung dazu hatte ich bereits am 11. Januar 1977 kurz nach meinem Stellenantritt Prof. Johannes Gartmann in der Zürcher «Schwester-Klinik» Altein in Arosa aufgesucht. Wie ich dort erst erfuhr, hatte die Gesundheitsdirektion des Kantons aufgrund von Gutachten gerade beschlossen, diese Klinik auf Ende 1978 zu schliessen und an ihrer Stelle die Zürcher Höhenkliniken in Davos-Clavadel und diejenige in Wald, weiter betreiben zu lassen. Ausschlaggebend dazu war wohl, dass die Klinik Altein im alleinigen Besitz des Kantons Zürich war, und nicht wie Wald und Clavadel einer Stiftung gehörte. Zudem liess sich Altein als ein modernerer Bau auch leichter verkaufen (Gartmann 2007).

Auch bei Roland Keller, dem Chefarzt der Aargauer Höhenklinik Barmelweid, bei Ruedi Fueter in der Basler Höhenklinik in Davos und bei Viktor Haegi in der Klinik Waldenstadtberg sowie in der Höhenklinik Heiligenschwendi oberhalb von Thun ging ich auf Erkundungstour.

Dabei wurde mir auch rasch klar, dass die Höhenklinik Wald für Lungenkranke allein zu gross war und auf ein breiteres Spektrum von Patienten mit Rehabilitationsbedarf hin ausgebaut werden musste. Zuerst war überall an die Behandlung von Erkrankungen und nach Operationen an den Extremitäten und an der Wirbelsäule, an die sogenannte muskuloskelettale Rehabilitation, gedacht worden. Und dafür war ein Therapiebad in Wald eine zwingende Voraussetzung.

Für die Baueingabe für ein solches Therapiebad und insbesondere auch für die späteren Umbauten der Klinik musste ich zuerst ein medizinisches Konzept zur zukünftigen Entwicklung der Höhenklinik in Wald erarbeiten, welches hier nur auszugsweise angefügt ist:

Das medizinische Konzept von 1979

Errichtet als Stiftung des Gemeinnützigen Vereins des Kantons Zürich 1898 mit dem Zweck, minderbemittelten Lungenkranken eine Anstaltsbehandlung mit Höhenklima zu ermöglichen, wird die Klinik seit 1943 vom Kanton Zürich subventioniert. Durch Regierungsratsentscheid von 1973 wurde angeordnet und in der Krankenhausplanung von 1978 festgehalten, dass die medizinische Rehabilitation, vor allem von Herz- und Kreislaufkranken, neu ins Pflichtenheft aufgenommen werden soll.

Aus epidemiologischen und organisatorischen Gründen sei die Konzentration auf nur eine Klinik, und wegen der mittleren Höhenlage und kurzen Distanz zum Wohnort der Patienten, sei die Aufnahme von Tuberkulosepatienten auf die Höhenklinik Wald zu beschränken. Die Notwendigkeit für eine Tuberkuloseabteilung von 36 Betten mit vollständig abgetrennten Nebenräumen sei noch für weniger als 10 Jahre gegeben.

Andere Lungenkrankheiten wie Lungenkrebs, Bronchitis, Asthma und Lungenemphysem seien eine ideale Zweckbestimmung, mit einem geschätzten Bedarf von 100 bis 150 Betten, inklusive Tuberkulose, für den Kanton Zürich.

Um eine maximale Klinikauslastung zu ermöglichen, sei aber eine Ausweitung auf die Behandlung und Rehabilitation von Herz-Kreislaufkranken, Krebskranken und anderen internmedizinischen Kranken notwendig. Die Klinik könne so als Mehrzweckklinik die Spitäler im Kantonsgebiet entlasten und sich elastisch zur Übernahme von neuen Aufgaben bereithalten – was ja dann später auch für Aids- und Covid-Kranke der Fall war!

Voraussetzung seien aber Therapieeinrichtungen, wie Gehbad und Gymnastikraum, Rollstuhl-Gängigkeit, zentrale Druckluft- und Sauerstoff-Versorgung, Verbesserung des Zimmerkomforts und Sicherheitsmassnahmen. Auch der Ersatz der in Holzkonstruktion erbauten Teile des Bettentrakts sei dringend zu prüfen.

Das Gehbad konnte schon bald in nur 11 Monaten und mit Kosten von 900 000 Fr. gebaut werden und war bei den Patienten äusserst beliebt. Mit einem grossen, nassen Fest konnte es am 26. August 1980 zusammen mit einem grossen Gymnastikraum eingeweiht werden. Es ist auch heute nach über 40 Jahren immer noch unverändert im Betrieb.

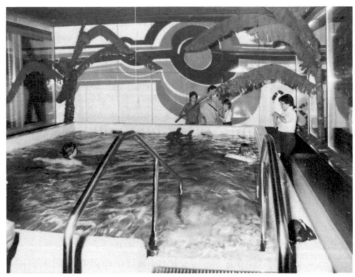

Auch meine drei Kinder haben im Gehbad schwimmen gelernt

Woher kommen die Patienten?

Von Anfang an war bei der Rückkehr nach Ferien oder anderen Abwesenheiten mein erster Gang immer zum Tableau mit der Bettenbelegung in der Klinik, noch bevor ich zuhause die Koffer deponiert hatte! Denn entscheidend für den Fortbestand der Höhenklinik war eine möglichst konstante und hohe Auslastung der Patientenbetten. Die Einnahmen der Klinik bestanden anfänglich zur Hauptsache aus den mit den Krankenkassen ausgehandelten Tagespauschalen für unsere Patienten, und zusätzlich noch in der damals teilweisen Subventionierung durch den Kanton Zürich.

Dazu musste ein Netzwerk von möglichen Zuweisern in Hausarztpraxen und Spitälern aufgebaut und unterhalten werden. Ich musste mich deshalb vom Faltigberg herunter in alle Regionen des Kantons und auch in seine Nachbargebiete begeben, so oft wie nur möglich. Ich war damals so auch eine Art «Einkäufer» und «Markenbotschafter» für die Höhenklinik, wie man das heute nennt!

Besuche und Vorträge bei den Bezirksärztegesellschaften im ganzen Kanton sowie Referate an ärztlichen Fortbildungsveranstaltungen waren dazu sehr wichtig. So gelang es durch die enge Zusammenarbeit mit den niedergelassenen Ärzten, den Anteil von Patienten, die uns von ihren Hausärzten direkt von zuhause zugewiesen wurden, auf über 50% zu erhöhen. Viele weitere Patienten wurden uns von den Spitälern zur stationären Rehabilitation nach akuten Erkrankungen und Operationen oder wie bisher als Lungenkranke zugewiesen.

Sehr wichtig dabei war auch meine Tätigkeit im Vorstand der Zürcher Lungenliga, sogleich nach meinem Stellenantritt. Als Nachfolger von Eduard Haefliger übernahm ich deshalb

1985 auch das Präsidium dieser heute Verein Lunge Zürich ge-
nannten Non-Profit Organisation für Lungenkranke, das ich
bis 2011 weiter ausüben durfte.

Damit verbunden waren Auftritte im Schweizer Fernsehen: Speziell in Erinnerung bleibt mir die erste Arena artige
Sendung «Räz» vom 15.11.1999 zum «Raucherstreit», in der ich
die Nichtrauchertische in verrauchten Restaurants mit «Nicht-
pisserecken» im Schwimmbad verglich. Erst 2008 gelang es
mir dann mit einer kantonalen Volksinitiative zusammen mit
der Lungenliga die Restaurants im Kanton Zürich rauchfrei zu
bekommen. Aber auch andere TV-Auftritte in «Puls», «MTW»,
«10 vor 10» etc. zu Themen wie Bronchitis, Schlafapnoe, Rauchen und Snoos, waren immer mit dem Einblender «Zürcher
Höhenklinik» als Gratiswerbung verbunden.

Ins Pflichtenheft als Lungenliga-Präsident gehörte auch die
jährliche Durchführung der Zürcher Ärztefortbildungskurse
mit bis zu 1000 Teilnehmern im Kongresshaus in Davos und
später auch in Lugano.

Das eigene klinikinterne wöchentliche Fortbildungs-
programm für unser Personal wurde 1984 erstmals in das Ver-
zeichnis der kantonalen Ärztegesellschaft aufgenommen und
konnte so auch von Hausärzten aus der Region für ihre Fortbildung besucht werden. Dies bot Gelegenheit, sich mit ihnen
über ihre und gemeinsame Patienten auszutauschen.

Aufgrund all dieser Bemühungen erhielt die Klinik die
Anerkennung für Akutpneumologie auf der Zürcher Spitalliste
und als Ausbildungsstätte für Innere Medizin und für Pneumologie durch die Aerztegesellschaft FMH.

Ganz wichtig war uns neben dem direkten Kontakt zu
allen niedergelassenen Ärzten des Einzugsgebietes speziell auch
die Zusammenarbeit mit dem damals noch in Wald existieren-

den Akutspital. Wir konsultierten dort regelmässig den sehr erfahrenen Chefarzt Robert Blass bei chirurgischen Problemen und luden seine Assistenzärzte auch zu uns ein. Ich liess mich später nach einer Bandverletzung an meinem rechten Fuss auch bei ihm im Spital Wald operieren.

Wir luden, anscheinend zum ersten Mal, alle damals noch in Wald praktizierenden Hausarztkollegen zu uns auf den Faltigberg ins Chefarzthaus zum gemeinsamen Nachtessen ein. Das war vorher anscheinend noch nie vorgekommen!

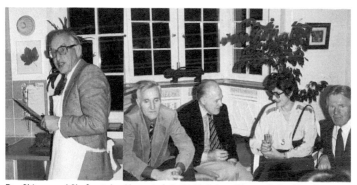

Der Chirurg und Chefarzt des Akutspitals in Wald, Robert Blass, mit den Hausärzten von Wald, erstmals alle zusammen im Chefarzthaus

Für die Patientenrekrutierung und zugleich meine eigene Fortbildung äusserst wertvoll und ganz wichtig war die regelmässige wöchentliche Teilnahme am «Lungenchränzli» im USZ in Zürich. Diese Fortbildungsveranstaltung der Pneumologen zusammen mit Prof. Ernst Tanner, einem früheren Chefarzt der Klinik Altein in Arosa, half mir immer à jour zu bleiben. Dort wurden jeweils im Team die Lungenkranken und deren Röntgenaufnahmen aus dem USZ, aber auch aus den umliegenden Spitälern gemeinsam besprochen, jeden Donnerstag von 13 bis 14 Uhr. So fuhr ich jeweils kurz nach 12 Uhr in Wald mit dem Auto nach Zürich und war noch vor 15 Uhr bereits wieder zurück an meinem Arbeitsplatz.

Bei diesen Besprechungen war uns 1982 erstmals aufgefallen, dass mehrere junge Männer in Zürich an schweren seltenen Lungenentzündungen erkrankten. Aus New York und Kalifornien kamen kurz darauf dann die überraschenden Berichte, dass es sich dabei um eine neue erworbene Immunschwächekrankheit, später Aids genannt, handle. Wir hatten also die ersten Fälle damals auch schon bei uns.

Gratiswerbung in der NZZ

Im Oktober 1989 unternahm ich mit meinen drei Kindern eine viertägige Velotour: zuerst via Wolfsgrueb und Tössscheidi nach Winterthur, dann weiter entlang von Töss und Rhein nach Basel und zuletzt bis nach Strassburg.

Am Tag nach unserer Ankunft in Strassburg erhielt ich im Hotel morgens die NZZ-Wochenendausgabe aufs Zimmer und begann noch im Bett darin zu lesen. Da sprangen mir im Feuilletonteil plötzlich Schwarzweiss-Aufnahmen aus der Höhenklinik Wald ins Auge: Eine Journalistin hatte nicht nur ihren von mir gegengelesenen Text, sondern auch gleich noch mehrere in der Klinik gemachte Aufnahmen von meinen Patienten darin abdrucken lassen und dies auf ganzen drei Seiten und zur Zeit der Aids-Epidemie! In der Höhenklinik waren in jenem Jahr bereits 21 Aids-Kranke behandelt worden.

Höhenklinik Wald:

Ein Aufenthalt

Von Cristina Karrer (Text) und Iren Stehli (Bilder)

Da sitz' ich also. Die Kleider sind im Schrank mit dem blauen Punkt verstaut, die Schreibgebühr habe ich bezahlt, auf dem

Die NZZ-Sonntagsbeilage vom 7./8.10.1989 (Karrer 1989)

Ich sah mich schon im Gefängnis, verurteilt wegen Verletzung des Patientengeheimnisses. Ihr Text begann mit:

Da sitz' ich also. Die Kleider sind im Schrank mit dem blauen Punkt verstaut, die Schreibgebühr habe ich bezahlt, auf dem Nachttisch liegen Telefonkarte und Wegleitung. Aus der trauri-

51

gen Leere des Viererzimmers bin ich auf den Balkon geflüchtet, um Sonne und Umgebung zu geniessen. Kuhglocken bimmeln, es riecht nach Heu. In der Ferne die Vertrautheit der Innerschweizer Berge, und irgendwo im hügeligen Grün schimmert silbern der Zürichsee.

Die Journalistin hatte einen Rehabilitationsaufenthalt in der Höhenklinik verbracht und mich dabei um die Erlaubnis gebeten, darüber zu berichten. Sie schrieb weiter:

Der Eintrittstag bedeutet: sich nicht aus dem Zimmer entfernen und die ewiggleichen Fragen beantworten. So jung, wie geschah es, können Sie es uns bitte nochmals genau schildern? Was spüren Sie links, was rechts, erklären Sie uns bitte den Unterschied. Zuerst die Unterassistentin, dann der Assistenzarzt und nach dem Nachtessen der Oberarzt. Sie sind immer sehr sympathisch und sehr hartnäckig, wenn sie mich bitten, ein paar Schritte zu laufen oder schnell die Finger zu bewegen. Das ist aus diagnostischen Gründen wichtig, ich weiss. Doch mittlerweile habe ich dieses ewige Sezieren meiner linken Körperhälfte so satt, dass ich mich beinah übergeben muss.

Auf den vielen Bildern waren jedoch Patienten in der Therapie, im Gehbad, beim Zeitunglesen, im Bett oder im Freien deutlich erkennbar abgebildet, natürlich ohne Namen, aber leicht zu identifizieren.

Ich sah mich bereits angeklagt wie 15 Jahre früher mein Chef Prof. Hämmerli im Triemlispital. Er hatte Fotos von schwerkranken Hirnschlagpatienten im Bett veröffentlichen lassen. Ihm wurde deswegen und auch wegen der ihnen verordneten palliativen Behandlung ohne künstliche Ernährung von der zuständigen Stadträtin Regula Pestalozzi der Prozess gemacht.

Zwar hatte ich den Text in der Tat zum Gegenlesen bekommen und nicht beanstandet, aber an die Fotos hatte ich nicht gedacht, die lagen mir auch nicht vor. Sie nannte zwar im Text keine Namen, aber die Diagnosen waren eindeutig zu erkennen:

Wenn die Nebelschwaden um die Höhenklinik wabern und die Welt ringsherum im weissen Nichts verschwindet, fühle ich mich wie in einer Arche Noah, die am Faltigberg statt am Ararat hängengeblieben ist. Es ist, als ob das Schicksal aus allen sozialen Schichten ein paar Personen herausgepflückt habe, um sie zeitweilig hierher zu verpflanzen (die ganz Reichen fehlen vielleicht, aber die sind gesamtgesellschaftlich sowieso eine verschwindende Minderheit). In der Höhenklinik trifft der Bauer, der einen Blinddarmdurchbruch erlitt und vierzig Kühe von einem Tag auf den anderen verkaufen musste, auf den italienischen Gastarbeiter mit dem zerschundenen Rücken. Sie finden zueinander über ihre Liebe zum Fleisch, das in beider Diät drastisch reduziert wurde. Während sie in lustvoller Heimlichkeit Salami vertilgen, sitzt der zierliche Spanier einsam auf einer der Parkbänke. Er ist immer allein. Auch in der Werkgruppe, wenn alle an einem Tisch sitzen und irgendetwas basteln, hobelt er in einer anderen Ecke wie wild an seinem Holzlöffel herum und lässt sich kaum zu einer Tasse Kaffee überreden … R., Mitte dreissig, raucht auch. Aber er raucht meist allein. Seine Einsamkeit scheint ein selbstgewählter Schutz vor neugierigen Fragen. Denn an ihm fällt alles auf. Nicht nur seine schwarzlederne Schiebermütze mit dem roten Stern, seine magere Figur, die blasse Haut mit den wunden Stellen, sondern auch sein Verhalten ... Vielleicht ist dies seine Art, mit seiner Krankheit umzugehen, vielleicht die einzige lebbare Art, denn er hat Aids.

Natürlich war der Artikel korrekt. Sie erwähnte auch, dass es
1989 in der Schweiz noch 20 Höhenkliniken mit gesamthaft
2400 Betten gab und im Jahr davor insgesamt 22 542 Eintritte
verzeichnet worden sind. Sie lobte die Klinik:

Die Ergotherapie scheint mir Ausdruck einer grundsätzlichen
Einstellung den Patienten gegenüber. Alle Patienten, egal wie alt
oder krank sie sind (und die Mehrheit ist alt oder chronisch
krank), werden ernst und ganzheitlich wahrgenommen, um individuell auf eine Vergrösserung ihres Handlungsspielraumes
hinarbeiten zu können. Bei den Arztvisiten geht es deshalb sowohl um die Art der medizinischen Behandlung als auch um
die spezifischen Probleme der betroffenen Person. In einer internen Anweisung betont der Chefarzt Otto Brändli, dass schon
bei der Eintrittsuntersuchung die sozialen Hintergründe der Patienten berücksichtigt und die notwendigen Schritte zur Verbesserung der Lebenssituation der Patienten eingeleitet werden
müssen.

Die durchschnittliche Aufenthaltsdauer beträgt drei bis
vier Wochen. Dann ist für die meisten die Zeit der offiziellen
Schonung endgültig vorbei, und es gilt, im Alltagsstrom zu bestehen oder zumindest nicht unterzugehen ... Ja, das Käuzchen, das wir damals im Walde hörten, und es war gerade noch
Vollmond, und die beiden alten Frauen, deren Schnarchen
sogar unsere Ohropax-verstopften Ohren durchdrang, und
diese ausserordentliche Blumenpracht auf den Wiesen, die bleichen und dünnen Menschen mit den Zigaretten zwischen den
Lippen ...

Zurück in Wald schrieb ich sofort dem Chefredaktor der NZZ und wollte die Verantwortung für diese Aufnahmen von mir weisen. Er beruhigte mich jedoch. Und glücklicherweise ist damals auch nichts passiert, keine einzige Reklamation oder Rückfrage. Heute wäre die Klinikleitung wohl froh um eine solche dreiseitige Gratisreklame in der NZZ! Auch wenn heute Illustrationen mit Patientenfotos, wie diejenigen von Aids-Kranken, nicht mehr denkbar wären.

Der Klinikumbau von 1982 bis 1991

Eine derart eingreifende bauliche Sanierung der Klinik in vier Etappen über den langen Zeitraum von 9 Jahren am ursprünglichen idealen Standort und unter dauernder Aufrechterhaltung des Spitalbetriebs wäre heute wohl kaum mehr möglich!

Durch die Verfügung der Kantonalen Gebäudeversicherung, die die Aufnahme von bettlägerigen Patienten (und bettlägerig waren schon damals die meisten unserer Patienten) im aus Holz erstellten Mittelbau untersagte, erhielten die zunächst noch recht unverbindlichen Zukunftspläne unversehens höchste Dringlichkeit. Eine Gesamtplanung wurde erstellt, die die Sanierung der gesamten Klinik umfasst. Dieses Ziel wird in vier Etappen erreicht. Die erste Etappe umfasst den Ersatz des Mittelbaus. Jede Etappe kann – sofern die zukünftigen Verhältnisse es erfordern – als Schluss-Etappe erstellt werden, d. h. die Klinik ist nach jeder einzelnen Etappe voll funktionsfähig.

Dies schrieb der Präsident der Stiftung Peter Simmler dazu im Jahresbericht 1980. Ja, die Klinikleitung musste vor jeder der vier Bauetappen «schwören», dass sie auch mit jeder einzelnen dieser Etappen allein die Klinik hätten weiterführen können, auch wenn es die letzte gewesen wäre!

Grund dafür war wohl, dass man die notwendigen Subventions-Bewilligungen in der alleinigen Kompetenz der Regierung behalten wollte. Ich bin überzeugt, dass es aber auch gelungen wäre, den Gesamtbetrag erfolgreich durch das Parlament und auch durch eine Volksabstimmung zu bringen, wie dies bei der letzten Renovation 1946 der Fall gewesen war. Die Tuberkulose war wie 1946 auch 1980 immer noch als grosse Bedrohung in der Schweiz sehr präsent und das ehemalige Sanatorium in der Bevölkerung gut bekannt und verankert.

Architekt Jost Meier von Wetzikon, der bereits zusammen mit seinem Vater beim Umbau der Klinik 1946–1951 mitgewirkt hatte, wurde auch jetzt 1979 wieder mit dem Projekt einer Gesamtsanierung und 1981 mit der ersten Bauetappe beauftragt. Eine wichtige Voraussetzung dafür war allerdings, dass die neuen Bauteile die gleiche Anzahl Betten bei unverändertem Gebäudevolumen aufweisen sollten wie der Altbau. Gleichzeitig wollte man aber mehr Einbett-Zimmer und Nebenräume für einen optimalen Betrieb haben. Das liess sich leider nur erreichen, indem weiterhin 8 Vierbett-Zimmer eingeplant wurden, welche später deren Belegung nicht einfach machen sollten.

Immerhin gelang es in allen Ein- und Zweibett-Zimmern eigene Nasszellen mit Dusche und WC einzubauen. Ich hatte diesen Ausbaustandard in den Bauplänen der «Ami-Klinik» – der heutigen Privat-«Klinik im Park» der Hirslanden-Gruppe – zu sehen bekommen, welche damals als erste diesen Komfort für Spitalbauten aufwies. So kann die Höhenklinik auch 40 Jahren später den gesteigerten Ansprüchen der heutigen Patienten immer noch knapp genügen!

Ein wichtiger Entscheid war es auch, durch die Tieferlegung des umliegenden Geländes aus dem ursprünglichen Kellergeschoss ein neues Erdgeschoss zu machen. So konnten darin eine geräumige, rollstuhlgängige Eingangspartie mit einer Cafeteria und neue Therapie- und Verwaltungs-Räume geschaffen werden.

Der Regierungsrat beschloss dazu am 21. April 1982 einen Kredit von Fr. 11,2 Mio. für eine erste Bauetappe.

Unter der Leitung einer Baukommission mit Jakob Eberhard als Präsident, der bereits 1979 die schwierige Zeit nach dem Tode von Herrn Hunziker als Verwalter vorübergehend überbrücken half, und vor allem mit dem neuen Verwalter Kurt Walder konnten die Bauarbeiten bereits im Herbst 1982 in Angriff genommen werden. Dank guter Koordination zwischen Bauleitung, Handwerkern und den Klinikmitarbeitern konnten die Arbeiten so ausgeführt werden, dass die Patienten davon praktisch nicht betroffen waren, sondern ihnen sogar interessiert zuschauen konnten.

Denn diese erste Bauphase des Mitteltraktes war die einschneidendste: Wurde dabei doch das «Herz» der T-förmigen Klinik, mitten zwischen den zwei Seitenflügeln des Bettentraktes und dem Mittelbau (MS) mit Eingang, Liften, Diagnostik, Therapie, Küche und vielen Nebenräumen bis auf die alten Grundmauern abgebrochen und neu rekonstruiert. Im Berührungspunkt des «T» mussten dazu ein Lift und alle Verbindungsleitungen während des Umbaus immer aufrechterhalten bleiben. Dies war nur möglich dank einer hölzernen Passerelle im vierten Stockwerk, vom Mittelbau Süd (MS) zu dem als erstes im Norden neu gebauten Küchentrakt (MN), «angedockt» an den Ostflügel (OF).

Auf diesem Umweg konnten nicht nur die Patienten in ihren Betten, sondern vor allem das Essen aus der Küche während dieser langen Bauetappe transportiert werden. Eine logistische Meisterleistung mit einer dadurch vorübergehend noch zusätzlich erhöhten Brandgefahr, trotz des bereits 1980 eingeführten Rauchverbots in der Klinik!

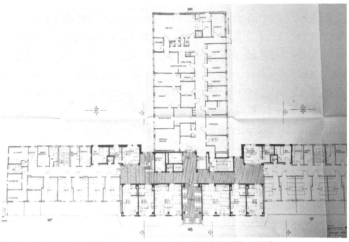

Bauplan mit den vier T-förmigen Gebäudeteilen MN, MS, WF und OF

Allerdings musste die Bettenzahl baubedingt während den vier Jahren bis 1988 von 144 auf 106 und vorübergehend sogar noch stärker reduziert werden. Trotzdem nahm die Zahl der Patienteneintritte weiter zu, was die getroffene Entscheidung für diesen lange dauernden, kräftezehrenden Umbau in vier Etappen nachträglich voll rechtfertigte.

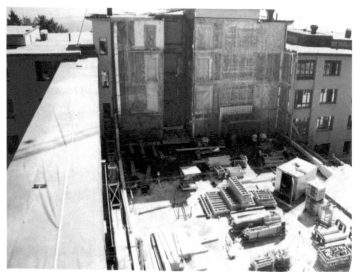

Die hölzerne Passerelle links im 4. Stock verbindet Küche mit Ostflügel (OF) nach Abbruch des Mittelbaus Nord (MN)

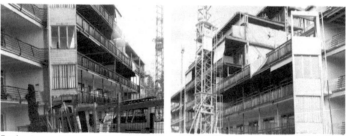

Baubeginn am Mittelbau Süd (MS), links von Westen, rechts von Osten aufgenommen

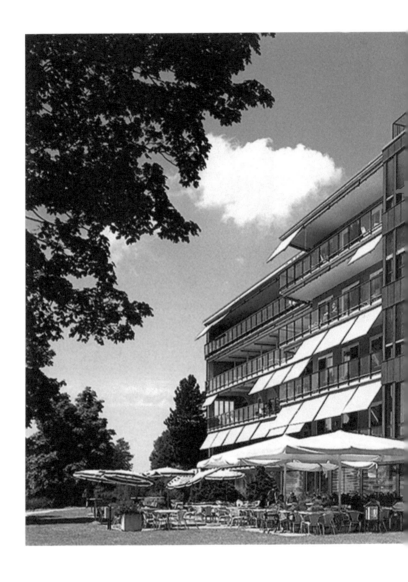

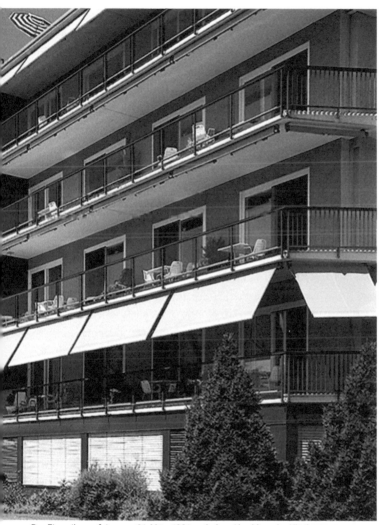

Der Einweihungsfeier vom 21. März 1991 nach dem Abschluss der Klinikerneuerung folgte ein «Tag der offenen ZHW-Tür» mit über 1500 Gästen

Die folgenden zwei Etappen mit der Sanierung der beiden Seitenflügel des Bettentrakts in den Jahren 1985–1987 waren etwas einfacher zu verkraften. Die letzte Etappe mit dem Ersatz des Nordtraktes hingegen von 1988–1991 brachte dann erneut stärkere Einschränkungen des Klinikbetriebs.

Die gesamten Umbaukosten beliefen sich auf Fr. 33,8 Mio., mit sogar einer kleinen Kostenunterschreitung gegenüber dem Voranschlag.

Neben einem bereits vorher im Klinikgelände angelegten Behinderten-Parcours, ZHW-Parcours genannt, liessen wir 1988 auch noch ein Tiergehege bauen. Auf Anraten von Zoo-Direktor Paul Weilenmann konnten wir Alpakas des Zürcher Zoos in dem von einem Rotarier-Club gesponserten Gehege aussetzen, welche bis zu meiner Pensionierung von den Mitarbeitern des technischen Dienstes betreut wurden. Hier das «Gutachten» dazu von Paul Weilenmann:

Am 25.3.1988 wurde ich vom Chefarzt der Zürcher Höhenklinik eingeladen, das südlich der Klinik gelegene, stark abfallende Wiesen- und zu kleinem Teil auch Waldgelände auf seine Eignung als zukünftigen Standort eines Tiergeheges zu überprüfen.

Da keine geschlossenen Stallungen, sondern nur schnee- und regensichere Unterstände vorgesehen sind und sich das Gelände aber auf einer Höhe von 875 müM befindet, kommen selbstverständlich nur absolut winterharte, vom Futteranspruch her genügsame Tiere in Frage. Für das Wohl der Tiere ist es wichtig, dass in das durchwegs offene Gelände die auf dem Plan eingezeichnete Waldpartie eingeschlossen werden kann, wobei die Bäume durch ein Diagonalgeflecht geschützt werden müssten. Die kleine Waldpartie verstehe ich als Rückzugsgebiet für die Tiere, aber auch als Schutz bei extremen Temperaturen.

Zur Auswahl der Tiere: ihr Hauptzweck wäre wohl, den Patienten der Klinik Freude und Abwechslung zu bieten. Es sollte auch möglich sein, besonders bei länger andauerndem Klinikaufenthalt ein persönliches Verhältnis zu einzelnen Individuen aufzubauen.

Mein Vorschlag ist: Haltung von südamerikanischen Kleinkameliden, und zwar deren Haustierformen, Alpakas oder Lamas. Sowohl Alpakas wie auch Lamas eignen sich vorzüglich zur Haltung unter den gegebenen Umständen.

Um den Tieren optimale Pflege angedeihen zu lassen, müsste ein voll verantwortlicher (nicht vollamtlicher!) Mann bezeichnet werden. Der Zürcher Zoo wäre bereit, ihn anlässlich eines kurzen Volontariates mit der Pflege vertraut zu machen. Ich würde mich freuen, wenn das Tiergehege, das in jeder Beziehung den Anforderungen genügt, die an eine tiergerechte Haltung gestellt werden müssen, realisiert werden könnte.

Zur gleichen Zeit, im Laufe des Jahres 1990, erbauten meine Frau und ich unten in Wald im Dorfteil Hömel auf einem Teil des Geländes unterhalb des Hotels Sonnenberg unser Eigenheim. So konnten im von uns vorher bewohnten Chefarzthaus oben auf dem Faltigberg drei schöne Wohnungen für andere Mitarbeitende der Klinik eingerichtet werden.

Dieses ehemalige Hotel Sonnenberg war von 1911 bis 1946 als Pflege- und Sterbeheim im Besitz der Stiftung der Zürcher Höhenklinik. Es wurde zur Hospitalisation von schwerkranken Tb Patienten benützt, welche *«die Höhenlage der Klinik auf dem Faltigberg nicht gut ertragen hätten»*.

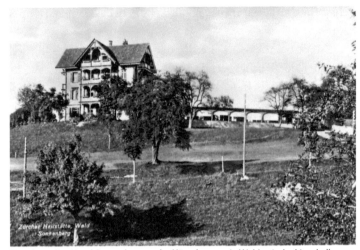

Das ehemalige Hotel Sonnenberg an der Hömelstrasse in Wald, mit der Liegehalle rechts, bis 1946 im Besitz der Höhenklinik

Wir hatten einen kleinen Teil des Hotelgeländes von seinen späteren Besitzern, dem Schweizerischen Arbeiterhilfswerk, käuflich erwerben können.

So blieb ich auch unten in Wald zuhause immer mit der Klinik verbunden.

Zur Geschichte der Tuberkulose und Standortwahl der Klinik

Die Klinik in Wald war 1898 nicht das erste Tuberkulose-Sanatorium in der Schweiz, jedoch das erste für den Kanton Zürich. In Davos wurden seit 1841 an Tb erkrankte Kinder von Luzius Rüedi und seit 1868 die ersten erwachsenen Tb-Kranken im Kurhaus von Alexander Spengler behandelt. Die später

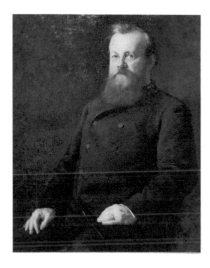

Pfarrer Bion, im Kunsthaus Zürich
porträtiert von Ottilie Roederstein
1886

in Davos, Montana und anderen Höhenstationen errichteten Sanatorien waren luxuriöse Hotels und für die meisten Kranken zu teuer.

Deshalb war 1896 eine Stiftung gegründet geworden, um *«für arme und wenig bemittelte Lungenkranke, in erster Linie Einwohner des Kantons Zürich»* Aufenthalte ähnlich wie in Davos zu ermöglichen. Diese besteht bis heute weiter als die *«Stiftung Zürcher RehaZentren»*.

Auf Initiative des Pfarrers an der Zürcher Predigerkirche Hermann Walter Bion wurde 1897 mit Unterstützung der Gemeinnützigen Gesellschaft und einer öffentlichen Spendensammlung die *«Volksheilstätte für Lungenkranke»* auf dem Faltigberg mit Baukosten von 352 635 Fr. gebaut. Die Bauzeit betrug trotz der schwierigen Transportwege nur 19 Monate.

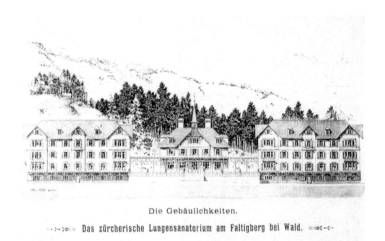

Die Gebäulichkeiten.

Das zürcherische Lungensanatorium am Faltigberg bei Wald.

«Die Eröffnung am 1. November 1898 wurde sogar in der renommierten englischen medizinischen Zeitschrift «The Lancet» erwähnt:

Sanatorium for Consumptives: Situated above the village of Wald, 900 meters above sea level, erected on 34 acres of its own land chiefly consisting of pine forest, is situated on a sheltered plateau, and is fitted with all the modern improvements desirable and can receive 100 patients. The total cost of £ 22'000 is almost covered by voluntary contributions raised during the last four years. The patients pay from 2 to 4 francs a day according to their circumstances, and a stay of from three to six months is obligatory. Only patients in the first and second stages of phthisis are admitted. The Cantonal Government contribution will average 1 franc per day and head and cover part of the expense.

This is already the fourth sanatorium of the kind erected in Switzerland during the last three years, the cantons of Bern, Basel and Glarus having got ahead of Zürich …

Die nach Norden geschützte, sonnige Lage im Südostzipfel des Kantons Zürich auf einer Südterrasse des voralpinen Berggebiets mit Rundblick in die Alpen von den Churfirsten bis zum Pilatus und auf den oberen Zürichsee bis nach Rapperswil wurde nach sorgfältiger Evaluation und mit meteorologischen Gutachten ausgewählt. Auch wohl deshalb, weil sich die Gemeinde Wald an den Kosten beteiligt hatte und eine zweite Strasse vom Dorf bis zu Klinik bauen wollte.

Man war damals überzeugt, dass ihre Höhenlage auf 900 Metern mit viel Sonne und guter Luft und eine gesunde Ernährung die Heilung der Tuberkulose begünstige, obwohl eine kontrollierte Studie dazu leider nie durchgeführt wurde. Diese Licht-, Luft- und Sonnenbehandlung der Tuberkulose hat jedoch nicht nur die Sanatoriumsbauten begründet, sondern auch das «Neue Bauen» mit Terrassenhäusern und sogar einen modernen Lebensstil (Medici 2003).

Der frühe Sonnenaufgang über den Toggenburger Voralpen und der späte Sonnenuntergang führen zu einer besonders im Winter mindestens 100 Stunden längeren Sonnenscheindauer als in der Agglomeration Zürich. Die Sonneneinstrahlung beträgt hier zwischen Oktober und März über 330 kWh/m^2 im Vergleich zu 280 in der Stadt Zürich. Satellitenbilder zeigen auch, dass im voralpinen Tössbergland nur an 21 bis 30 % der Tage Nebel oder Dunst vorherrschen, gegenüber in 80 % im Unterland. Auch ist die Durchschnittstemperatur im Sommer um mehr als 3 Grad niedriger als in Zürich.

Die Klinik ist mit der S-Bahn bis Wald und dann mit dem Postauto in einer Stunde ab Zürich gut erreichbar.

Deshalb war und bleibt der Faltigberg, geschützt durch den Chrinnenberg und Farner gegen Norden, der am besten

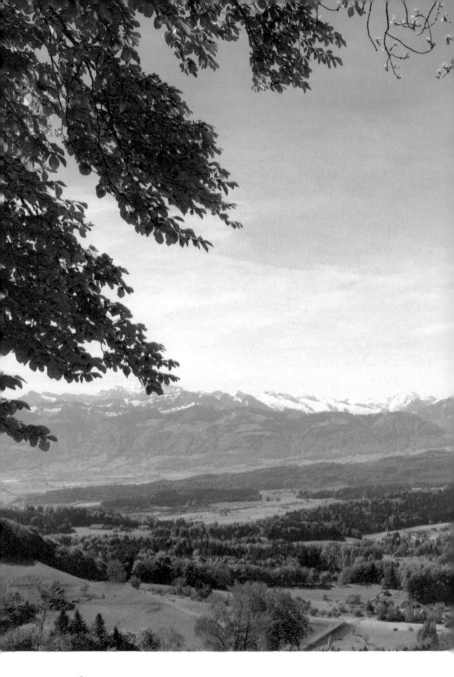

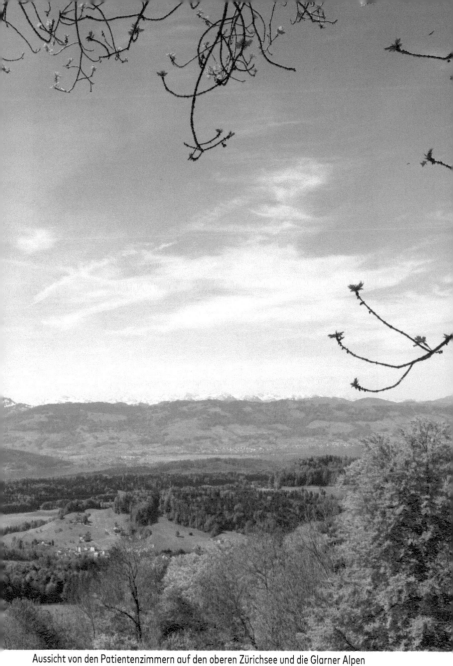

Aussicht von den Patientenzimmern auf den oberen Zürichsee und die Glarner Alpen

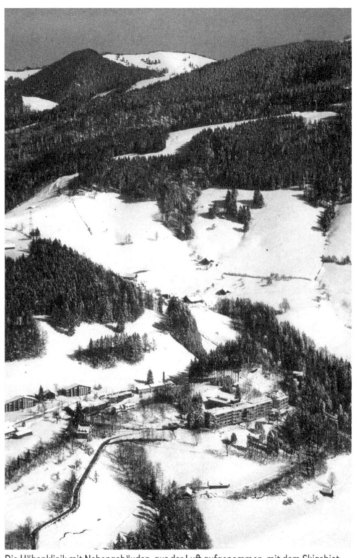

Die Höhenklinik mit Nebengebäuden, aus der Luft aufgenommen, mit dem Skigebiet der Farneralp und dahinter der Alp Scheidegg auf 1300 Metern geeignete Ort auf Zürcher Kantonsgebiet für eine Rehabilitationsklinik, insbesondere für Lungen- und Herzkranke.

Sehr schön beschreibt diese besondere Aussichtslage auch Rita Lorenzetti in ihrem BLOG vom 05.11.2005 *«ein weiter Horizont ist an vielen Orten zu finden»:*

Wir alle haben den gleichen Himmel, aber unseren eigenen, persönlichen Horizont. Diesen vieldeutigen Satz sprach Ingrid aus Köln aus, als wir uns über die Eindrücke der weiten Landschaft äusserten. Während ich den tiefen Horizont so erlebte, als könnte ich den Himmel betreten, wenn ich nur genügend lange in gleicher Richtung führe, sprachen unsere deutschen Freunde mit Begeisterung von den Horizonten in den Schweizer Bergen.

Gerne hätte ich sie am letzten Sonntag auf eine Wanderung zur Farneralp ins Zürcher Oberland mitgenommen und ihnen das Panorama vom Toggenburg bis zu den Berner Alpen gezeigt. Für Primo und mich war es ein goldener Tag, ausgeleuchtet von einer milden Herbstsonne, einem blauen Himmel und mit Farbtupfern noch belaubter Bäume. Kontraste zu den stotzigen, grünen Hängen.

Das Zürcher Oberland ist eine faltenreiche, abwechslungsreiche Gegend, voralpin, mit vielen Wandermöglichkeiten für alle, die gerne aufwärts gehen.

Am Abend, anstatt sofort wieder mit dem Postauto ins Tal zu fahren, setzten wir uns im Faltigberg auf eine Bank vor die Höhenklinik und schauten zu, wie sich der Tag verabschiedete. Wie die Sonne unterging. Wir blieben so lange, bis sich das fahle Gelb über die Silhouetten senkte und bald einmal die Venus als Abendstern aufging. Da sassen wir ganz allein an einem Ort, wo noch vor Stunden viel Bewegung war. Das Panorama von den Glarner bis zu den Berner Alpen ist hier beeindruckend und hat sicher alle, die heute auch hierherkamen, so fasziniert wie uns.

Dann, bei einbrechender Dunkelheit, waren alle Menschen plötzlich verschwunden. Unser modernes Leben will es so. Nachtet es ein, gehen wir in die Häuser, zünden das Licht an und alle Schönheit von draussen ist ausgesperrt und ausgelöscht. Für diesmal fügten wir uns diesem Automatismus nicht. Wir blieben sitzen, länger als eine Stunde, offen für die kleinsten Veränderungen am Himmel. Bis die Nacht dann endgültig angekommen war. Wie gut, dass uns das Postauto danach sicher und bequem nach Wald ZH führen konnte. Ein Rückweg zu Fuss hätte mir etwas Angst gemacht. In Rüti, als wir den Zug nach Zürich erwarteten, tanzten goldene Fetzen vor meinen Augen. Es war offenbar etwas viel, was ich ihnen heute zugemutet hatte.

Ferdinand Hodler malte in seinen Bildern Farbstimmungen aus dem Gebiet Genfersee, wie wir sie geschaut hatten. Und der Fotograf Otto Eggmann fotografierte für seinen Fotoband «Zürcher Oberland» die erlebte Szene am ähnlichen Standort. Kunst und Natur brauchen einander. Kunst will die schönen Momente bewahren und Natur regt zum Malen und Fotografieren an.

Die Farben des letzten Sonntags will ich nun in die dunkle Jahreszeit mitnehmen. Nicht nur wie eine Konserve im Fotobuch oder auf einem Gemälde. Als etwas Lebendiges, als bewegtes Licht.

Die wunderbare Aussicht in die Glarneralpen mit dem «Vrenelisgärtli» kommt den Patienten auf ihren nach Süden gerichteten Balkonen zugute. Dank den grossen Schiebefenstern und den verglasten Balkongeländern auch dann, wenn sie im

Zimmer im Bett liegen. Die Arbeitsräume hingegen sind hangwärts nach Norden oder seitlich nach West und Ost ausgerichtet. Deshalb konnte ich selbst die Aussicht nur auf der Visite bei den Patienten und auf dem morgendlichen Gang zur Klinik geniessen. Bei diesem begleiteten mich oft meine Kinder mit unserem schwarzen Labradorrüden Bobby auf den sorgfältig um die Klinikgebäude herum angelegten Spazierwegen.

Der bekannte Schriftsteller und Alpinist Emil Zopfi hat mir erlaubt, diesen eindrücklichen Bericht über den Sanatoriumsaufenthalt seines Vaters im Jahre 1959 in der Höhenklinik abzudrucken – passend zum Titel dieses Buches: *Zauberberg bei Wald © Emil Zopfi, 2004*:

Meinen Zauberberg fand ich auf dem Faltigberg. Während ich Thomas Manns 1000-seitigen Roman «Zauberberg» lese, der in einem Lungenkurhaus in Davos spielt, wird mir jenes Jahr gegenwärtig, als wir Sonntag für Sonntag meinen Vater im Sanatorium auf dem Faltigberg ob Wald besuchten. Lungentuberkulose, die Geissel der Textilarbeiter, hatte ihn angesteckt. Die Symptome, die Thomas Mann so anschaulich schildert, erkenne ich wieder: Fieber, Katarrh, Husten, Blut im Speichel. Und die Frage, wie viele Monate die Kur dauern würde, quälte auch uns.

Für mich waren jene Besuche unendlich langweilig. Wir sassen in der Cafeteria, wo vielleicht einmal ein Mandolinenorchester die Patienten und Besucher mit Tessiner Volksliedern erfreute, wir spazierten zur Krinne und verspeisten im Restaurant ein Stück Kuchen zum Kaffee, oder wir sassen neben Vaters Bett auf dem Balkon. An einem Galgen hing stets eine

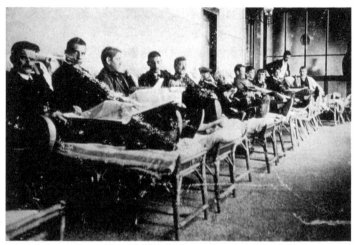

Tuberkulosepatienten auf ihren Peddigrohr-Liegestühlen in der Liegehalle der Höhenklinik um 1900

dicke Flasche mit einer gelblichen Flüssigkeit, die durch eine Nadel in eine Vene am Bein tropfte. Vaters gelbe Gesichtsfarbe verdankte er nicht der Sonne, sondern dem Medikament. Einer Operation verweigerte er sich standhaft, er hatte panische Angst vor dem Chirurgenmesser, denn es hiess, viele der Operierten würden das Sanatorium nur noch mit Füssen voran verlassen.

«Das Krankheitssymptom sei verkappte Liebesbetätigung und alle Krankheit verwandelte Liebe», lässt Thomas Mann in seinem Roman den Lungenarzt Krokowski referieren. Ob das für meinen Vater zutraf, weiss ich nicht. Seine Krankheit hatte Wurzeln weniger in der Liebe als in der feuchtwarmen Staubluft der Fabrik oder im Aktivdienst in den Bündner Bergen, aus dem er mit Brustfellentzündung in ein Sanatorium entlassen worden war. Der Tuberkuloseherd war an der alten

Narbe ausgebrochen, doch die Militärversicherung lehnte Beiträge ab. Wahrscheinlich war irgendeine Frist abgelaufen. Vater, «dienstuntauglich» gestempelt, bezahlte Militärpflichtersatz.

Dass die Liebe nicht nur auf Manns Zauberberg, sondern auch auf dem Faltigberg eine grosse Rolle spielte, war auch für einen pubertierenden Burschen offensichtlich. Man tuschelte über jenen Buchhalter, der heimlich mit der blonden Pflegerin verbandelt sei, obwohl ihn seine Frau zweimal die Woche besuchte und Kuchen brachte. Der schnauzbärtige Gefängniswärter tröstete sich, immer den Gerüchten zufolge, mit Schnaps und den Küchenmädchen aus dem Vorarlberg. Auch Vater pflegte Heimlichkeiten, in erster Linie das Rauchen, das ihm die Ärzte verboten hatten, von dem er aber behauptete, es töte die Bazillen in seiner Lunge. Ob ihn die Zigaretten, der Tropf mit der gelben Medizin oder die Sonne und die gute Luft auf dem Faltigberg schliesslich geheilt haben, blieb wohl auch den Ärzten ein Rätsel. Nach einem Jahr entliess man ihn. Der Schnauzbärtige besuchte uns dann noch hie und da mit seinen kichernden Küchenmädchen, der Buchhalter mit seiner Frau.

An einem der öden Sonntage in der Cafeteria auf dem Faltigberg entdeckte ich in einem Büchergestell alte Bände der «Alpen», der Zeitschrift des Alpenclubs. Fortan las ich mich durch die Bergabenteuer und die Berichte von Erstbesteigungen. Nun konnte ich die Besuche kaum noch erwarten, und wenn die Sicht gut war, bestimmten wir vom Balkon aus die Gipfel der Glarner Berge. Kurz vor Vaters Erkrankung waren wir zusammen von Linthal nach Somvix in der Surselva gewandert, durch einsame Täler und über Gebirgspässe am Tödi vorbei. Melancholische Herbsttage, während denen Vater schon gehustet, gekeucht und Blut gespuckt hatte.

Einmal stiess ich in den «Alpen» auf das Bild eines Bergs mit messerscharfem Gipfelgrat und unglaublich glatten Felswänden und Kanten. Schon beim Betrachten erschauerte ich vor Angst, doch da gab es Linien durch die dunkeln Granitfelsen, die andeuteten, dass schon Menschen diesen Berg erklettert hatten, der wie ein riesiger Reptilrücken aus Gletschern aufragte. Die vergilbte Fotografie übte auf mich eine unglaubliche Faszination aus. Wenn ich einmal so einen Berg besteigen könnte, ein solches Abenteuer bestehen! Piz Badile hiess er, und fortan war dieser Granitklotz im Bergell mit seiner glatten Nordostwand und seiner Nordkante mein Zauberberg, der mich in seinen Bann gezogen hatte. Drei Jahre später stand ich auf dem Gipfel, fühlte mich glücklich und stark, und Vater war wieder gesund.

Vor wenigen Jahren musste ich mich wegen eines Visums einem Routinetest unterziehen. Mein Arzt hielt Röntgenbilder ins Licht, schüttelte den Kopf: «Sag mal, hast du einmal eine Tuberkulose gehabt? Ich sehe einen Schatten auf deiner Lunge.» Ein Test zeigte, dass ich während meines Lebens einmal unbemerkt eine Lungentuberkulose durchgestanden hatte. In Krankheit verwandelte Liebe, wie der Doktor Krokowski in Thomas Manns Zauberberg behauptet. Die Stelle ist verkalkt, die Ursache, was immer sie auch war, vergessen. Jedenfalls fühlte ich mich kerngesund. Trotzdem verschrieb mir mein Arzt ein Medikament, präventiv, wie er sagte. Das machte mich dann aber wirklich krank.

Ob Katia Mann, die 29-jährige Gattin von Thomas Mann, welche er im Frühsommer 1912 im «Zauberberg», dem heutigen Waldhotel Davos, besuchte, wirklich an Tb erkrankt war, wird heute aufgrund ihrer damaligen nicht auf Tb verdächtigen

Röntgenaufnahmen bestritten. Es hätte sich dabei auch um eine andere Infektion der Lungen oder eine chronische Sinusitis handeln können, wie Prof. Christian Virchow heute vermutet (Rieder 2014).

Wie sich die Tuberkuloseabteilung nach Einführung der Tb-Medikamente Streptomycin 1946 und insbesondere von Rifampicin im Jahre 1968 in Wald weiterentwickelte, darüber hat die Medizinhistorikerin Iris Ritzmann in ihrem Buch zum 100-Jahre-Jubiläum der Höhenklinik Wald bereits ausführlich berichtet (Ritzmann 1998).

Obwohl die Zahl der Tb-Kranken in Wald weiter zurück ging, war bis 1983 immer noch eine ganze Abteilung mit 18 Betten für ihre Isolation und Behandlung nötig. Später genügte dann eine kleine Zahl von Einbett-Zimmern für die weiterhin immer noch etwa 20 bis 30 Tb-Patienten, welche jedes Jahr in Wald behandelt wurden.

Die Tb allein konnte nicht mehr als Argument zur Aufrechterhaltung von Kliniken in Höhenlage dienen. Sie konnte jetzt überall und meist auch ambulant behandelt werden. Spezialkliniken dafür, wie es die Höhenkliniken aufgrund ihrer Erfahrung zwar immer noch sind, benötigt man nur noch für die besonders schwierig zu behandelnden Tb-Kranken und die viel häufigeren anderen Lungenkrankheiten.

Der leider verstorbene Lungenarzt und Buchautor John Murray schrieb allerdings in einem Essay, es sollten auch heute noch die immer häufiger auf die Medikamente resistent gewordenen, nur sehr schwer behandelbaren Tb-Kranken wieder in die Höhe geschickt werden, weil die Tb-Bakterien dort weniger gut überleben würden (Murray 2013).

Klinik für Pneumologie

Bereits seit den frühen 70er Jahren wurden zunehmend immer mehr Patienten auch mit anderen Lungenkrankheiten in der Höhenklinik aufgenommen.

Es waren vor allem solche mit Lungenkrebs, Bronchitis und Lungenemphysem. Die letzten zwei Diagnosen wurden schon bald unter dem Überbegriff COPD oder COLK – Chronische Obstruktive Lungen-Krankheiten – zusammengefasst, der leider nach wie vor nicht so geläufig ist. COPD ist die dritthäufigste Invaliditätsursache nach psychischen Krankheiten und Erkrankungen des Bewegungsapparates geworden. Nach der raschen Verbreitung des Zigarettenrauchens im Zweiten Weltkrieg und mit der zunehmenden Luftverschmutzung durch die Verbrennung von fossilen Brennstoffen hat diese Krankheit bis heute enorm zugenommen. Lungenkrankheiten sind deshalb heute auch in der Schweiz eine der häufigsten Todesursachen nach Herzkreislauferkrankungen und Krebs.

Dies bedingte den weiteren Ausbau der diagnostischen und therapeutischen Möglichkeiten in der Höhenklinik, später dann auch in den Lungenabteilungen aller Akutspitäler, ähnlich wie dem damals in Wald eingerichteten Untersuchungsraum für Lungenkranke.

Auch der Kauf eines Fiberbronchoskops wurde bewilligt. Mit dessen Schlauchoptik kann tief in die Atemwege hineingeschaut werden. So können dort allerdings nur Hirsekornkleine Gewebeproben aus den Lungen entnommen werden.

Ich hatte bereits 1975 nach meiner Rückkehr aus den USA, wo ich das vom Japaner Shigeto Ikeda entwickelte, flexible Fiberbronchoskop kennen und anwenden gelernt hatte, versucht, diese Methode im Universitätsspital in Zürich einzu-

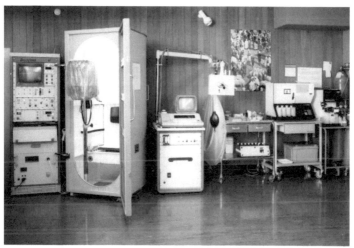

Messgeräte für die Lungenfunktion, wie ein Ganzköper-Plethysmograph links im Bild, und zur Analyse des Gehalts an Sauerstoff und von CO_2 in der Atemluft und im arteriellen Blut im neuen Laborraum

führen. Ich scheiterte aber dabei vorerst am erbitterten Widerstand der Ohren-Nasen-Hals-Ärzte (ORL), die sich auch für die unteren Atemwege zuständig hielten. Sie hatten bisher diese Untersuchungen noch mit starren Metallrohren durchgeführt, was für die Patienten deutlich unangenehmer war als mit den neuen biegsamen Geräten, speziell auch bei der Durchführung in Lokalanästhesie. Diese Verbesserung konnte in einer eigenen Untersuchung auch dokumentiert werden (Langer 1984).

In der Höhenklinik hatte der dort bisher als Konsiliararzt tätige ORL-Arzt die grosse Sympathie der ihm bei der starren Bronchoskopie vorher behilflichen Pflegefachfrau. Sie schaffte es zweimal, die verletzliche, in Wald neu angeschaffte Fiberoptik mit dem Rand des Gerätekoffers zu quetschen und so unbrauchbar zu machen …

Die Einführung dieser später mehr als 300-mal jährlich durchgeführten neuen Untersuchung diente auch der Ausbildung von bisher 30 Lungenspezialisten und sogar eines Chirurgen an diesem Gerät in der Höhenklinik. Damit konnte die Höhenklinik alle diagnostischen und therapeutischen Möglichkeiten – mit Ausnahme der Computertomografie und der Thoraxchirurgie – auf dem Gebiet der Lungenkrankheiten anbieten.

Nachdem Lungenkranke früher zum Sterben noch in ihre regionalen Akutspitäler zurück oder in die oben erwähnte Aussenstation Sonnenberg unten in Wald verlegt worden waren, war es uns jetzt ein Anliegen, sie auch bis zu ihrem Tode in der Klinik weiter zu betreuen. Ihre Angehörigen konnten in Klinikgebäuden Gästezimmer beziehen und während den stark ausgedehnten Besuchszeiten, ja sogar die ganze Nacht hindurch, bei ihnen bleiben. So konnten jedes Jahr bis zu 50 meist an Lungenkrebs erkrankte Patienten in der Klinik palliativ betreut werden.

Zur Unterstützung beim «Debriefing» der dabei beteiligten Mitarbeitenden waren mir die Klinikseelsorger eine grosse Hilfe, welche auch jeden Sonntag einen Gottesdienst in der Klinik durchführten.

Zentrum für Schlafmedizin

In der Zürcher Höhenklinik wurde die Schlafmedizin pionierhaft für die Schweiz eingeführt.

Bereits 1980 wurden in Wald Schlafuntersuchungen durchgeführt und erstmals bei Patienten mit einem Schlafapnoesyndrom auch die nächtliche Überdruckbeatmung, CPAP-

Therapie (Continuous Positive Airway Pressure) genannt, angewendet (Brändli 1988).

Die Schlafmedizin ist heute ein wichtiges Teilgebiet nicht nur in der Pneumologie, sondern auch in der Neurologie und in vielen anderen Spezialgebieten. Die Zahl der in der Abklärung nötigen vollständigen Untersuchungen in unserem eigens dafür eingerichteten Schlaflabor, Polysomnografien genannt, nahm mit der Zeit in Wald auf über 400 pro Jahr zu. Dazu wurden auch drei speziell ausgestattete Schlaflabor-Zimmer neu eingebaut.

Ich hatte meine ersten Erfahrungen mit dieser damals neuen Krankheit anlässlich meines ersten Sabbaticals in meinem früheren Ausbildungsspital in New York 1980 gemacht. Ich hatte mir nämlich bereits bei meiner Anstellung vorgenommen, regelmässig längere Sabbatical für meine Fortbildung unter Dreingabe meiner Ferien-Guthaben zu machen, und versuchte dies auch durchzuhalten. So blieb ich trotz meiner Tätigkeit ausserhalb der medizinischen Zentren besser informiert und konnte Neuerungen frühzeitig nachvollziehen. Dabei halfen mir neben den oben erwähnten wöchentlichen Visiten am «Lungenchränzli» im USZ auch die jährliche Teilnahme am Kongress der europäischen und der amerikanischen Lungenärzte.

Mit dem zunehmenden Aufbau von Lungenabteilungen in allen Akutspitälern, zum Teil auch durch Absolventen unseres Weiterbildungsprogramms, ging die Zahl der Direkteinweisungen von Lungenkranken durch die Hausärzte langsam zurück. Immer mehr Patienten wurden uns nun auch ambulant für eine konsiliarische Untersuchung zugewiesen.

Für die stationäre Rehabilitation von Lungenkranken, vor allem mit COLK, Lungenkrebs und nach Lungenoperationen,

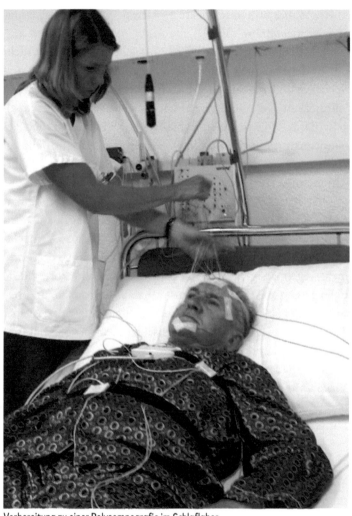

Vorbereitung zu einer Polysomnografie im Schlaflabor

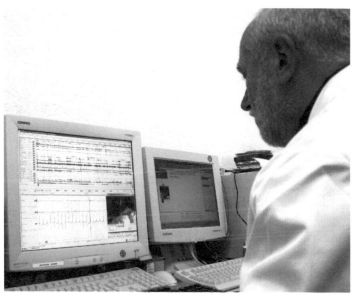

Der Schlafspezialist Alfred Zahn bei der Auswertung am nächsten Morgen

sollten in Wald immer weniger, nach 2004 sogar nur noch 18 Klinikbetten genügen. Dank den vielen ambulanten Patienten behielt die Klinik jedoch ihren wichtigen Leistungsauftrag für Akutpneumologie und ist bis heute eine von nur 9 Kliniken mit offizieller Anerkennung für stationäre pulmonale Rehabilitation in der Schweiz geblieben.

Zur besseren Auslastung der 144 Betten der Klinik wurde das Klinikspektrum deshalb schon sehr früh auf die muskuloskelettale, kardiovaskuläre und auch die Neuro-Rehabilitation ausgeweitet, mit dem Ziel, die Akutspitäler damit zu entlasten und auch eine umfassende Aus- und Weiterbildung und einen interessanten Arbeitsort für das Personal zu ermöglichen.

Wie sich die Zusammensetzung der Patienten in der Höhenklinik weiter entwickelte, zeigt die folgende Illustration der Veränderung des Krankheitsspektrums der Patienten in der Höhenklinik in den Jahren 1967 bis 1996:

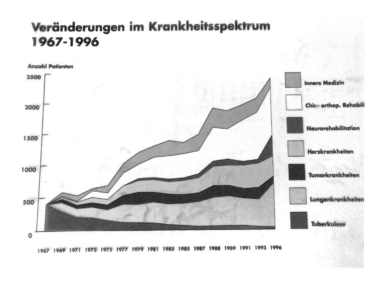

Veränderungen im Krankheitsspektrum 1967-1996

Rehabilitation als «USP»

«Rehabilitation ist der koordinierte Einsatz medizinischer, sozialer, beruflicher, pädagogischer und technischer Massnahmen mit Einbezug des sozialen und physikalischen Umfeldes zur Funktionsverbesserung, zum Erreichen einer grösstmöglichen Eigenaktivität und zur weitestgehenden unabhängigen Partizipation an allen Lebensbereichen, damit der Betroffene in seiner Lebensgestaltung so frei wie möglich wird» (Brändli 2000).

Mit dem Rückgang der Tuberkulose war klar geworden, dass Höhenkliniken für ihren Weiterbestand ein eigenständiges Angebotsprofil (englisch «unique selling proposition», USP) entwickeln mussten – und dieses wurde jetzt die Rehabilitation!

Beim Blick auf die Medizingeschichte fällt die Zunahme von chronischen Krankheiten und der durch sie verursachten Behinderungen – sowie gleichzeitig eine rasche Reduktion der Zahl an Akutbetten in den Spitälern auf.

Die Anfänge der Rehabilitationsmedizin erfolgten in der Orthopädie. Rheumakliniken konnten dank dem Rheumagesetz von 1946 schon früh aufgebaut werden. Deshalb wurden auch in den Höhenkliniken zusätzlich zu den Lungenkrankheiten zuerst muskuloskelettale und später auch neurologische Krankheiten behandelt.

Die kardiale Rehabilitation wurde dank einem Entscheid des eidgenössischen Versicherungsgerichtes bereits 1977 Pflichtleistung der Krankenkassen. Die Rehabilitation generell wurde jedoch erst 1994 im Krankenversicherungsgesetz definitiv als Grundleistung verankert.

Die Spitalliste des Kantons Zürich widmete der Rehabilitationsmedizin erst 1998 ein eigenes Kapitel. Darin wurden die Neurorehabilitation, rheumatologische, traumatologisch-orthopädische, kardiologische, pneumologische und geriatrische Rehabilitation aufgezählt. Neben den Höhenkliniken in Wald und Davos-Clavadel wurden das Rehabilitationszentrum für Kinder in Affoltern am Albis, die Bircher-Klinik Susenberg, das Schweizerische Paraplegiker Zentrum Balgrist und die geriatrischen Akutrehabilitation in den Stadtspitälern Triemli und Waid aufgelistet. Zur Ergänzung wurden aber auch ausserkantonale Rehakliniken mitberücksichtigt, insbesondere auch die Kliniken in Bellikon, Valens, Zurzach, Zihlschlacht, Rheinfelden und Walzenhausen. Dies insbesondere deshalb, weil der grosse Bedarf an Neurorehabilitation für Zürcher Patienten in Wald allein nicht abgedeckt werden konnte. Die Höhenklinik Davos-Clavadel erhielt zusätzlich den Leistungsauftrag für psychosomatische Rehabilitation.

Der Sprachgebrauch, die Nomenklatur, ist ein wichtiges Instrument für die Weiterentwicklung unserer Vorstellungen auch in der Medizin. Entscheidend für die Akzeptanz der Rehabilitationsmedizin als eigenständige Behandlungsform für chronische Krankheiten, sowie nach Unfällen und Operationen, war die Einführung einer eigenen Nomenklatur im Rahmen eines eigenen Klassifikationssystems: Während die kurative Medizin seit über 100 Jahren über eine internationale Klassifikation der Krankheiten (ICD, 10. Revision 1998, 11. Revision 2022) verfügte, wurde lange an einer solchen für die Rehabilitationsmedizin gearbeitet. Diese sollte zielgerichtet, multi- und interdisziplinär anwendbar sein, sowie vor allem auch die Aktivitäten und Partizipationsmöglichkeiten behinderter Menschen abbilden (ICIDH, International Classification of Impairments, Disability and Handicaps, oder auch ICF, Internal Classification of Functioning, Disability and Health).

Die moderne Rehabilitation bedeutete auch eine komplette Abkehr von den früheren Behandlungsmethoden; von der strengen Liegekur auf den Balkonen zur medizinischen Trainingstherapie mit forderndem Kraft- und Ausdauertraining an Geräten und in Kleingruppen!

Dazu wurden auch viele neue Mitarbeiter in Physiotherapie, Ergotherapie, Logopädie, sowie Neuro-Psychologen und weitere Spezialisten benötigt. Gut in Erinnerung geblieben ist mir die Reaktion des damaligen Gesundheitsdirektors Peter Wiederkehr in einer Stiftungsratssitzung auf mein Stellenplangesuch für einen Psychologen: *«Aber, Herr Brändli, Sie sind Arzt, das können Sie doch selber auch?»*

Im Hinblick auf die zusätzliche Übernahme von Rehabilitationskliniken auch im Unterland des Kantons, wie z.B. in der Lengg in Zürich, änderte die Höhenklinik-Stiftung deshalb 2014 dann ihren Namen auf «Stiftung Zürcher RehaZentren», mit der folgenden Zielsetzung:

Die Stiftung Zürcher RehaZentren mit Sitz in Wald betreibt Krankenhäuser gemeinnützigen Charakters, die in erster Linie den Einwohnerinnen und Einwohnern des Kantons Zürich offenstehen. Sie orientiert sich an der Zürcher Krankenhausplanung.

Die Zürcher RehaZentren erbringen Leistungen in allen anerkannten Rehabilitationsgebieten, mit Ausnahme der Paraplegiologie. Sie verfügen über Leistungsaufträge der Kantone Zürich und Graubünden für Rehabilitation und Frührehabilitation, sowie einen Akutauftrag im Bereich der Pneumologie. Ihre Standort-Kantone und verschiedene weitere führen sie auf ihren Spitallisten und sie sind anerkannt von den schweizerischen Gesellschaften der angebotenen Fachrichtungen.

Kardiovaskuläre Rehabilitation

Dr. Raphael Koller, Facharzt für Kardiologie und Innere Medizin, Oberarzt in der ZHW 1992–1995 und Chefarzt der Kardiovaskulären Rehabilitation von 1997 bis 2006 schreibt dazu diesen Beitrag:

Leistungsauftrag für kardiale Rehabilitation
Im letzten Jahr meiner Weiterbildung zum Facharzt für Innere Medizin am Kantonsspital St. Gallen erhielt ich 1992 von Urs Hürlimann einen Telefonruf. Er war an meiner ersten Assistenzarztstelle 1987 mein erster Oberarzt gewesen und war nun an der mir damals weitgehend unbekannten Zürcher Höhenklinik Wald als Leitender Arzt tätig. Er erzählte mir, dass die Höhenklinik Wald einen Oberarzt suche, insbesondere für die Betreuung von Patienten mit Herzerkrankungen. Seit 1989 hatte die Klinik nämlich einen offiziellen Leistungsauftrag des Kantons Zürich neu auch für die stationäre kardiale Rehabilitation. Er wusste, dass ich mich im Rahmen meiner Ausbildung zum Facharzt für Innere Medizin im Rahmen einer Rotationsstelle auch im Bereich Kardiologie weitergebildet hatte und fragte mich an, ob ich an dieser Stelle Interesse hätte. Nach einem unverbindlichen Besuch auf dem Faltigberg war ich nicht nur beeindruckt von der Lage und der Aussicht der Klinik, auch die medizinische Aufgabe, Patienten nach einer schweren Herzerkrankung mit rehabilitativen Massnahmen den Wiedereinstieg

in ein möglichst normales Leben zu erleichtern, sie in ihrer Krankheitsverarbeitung zu unterstützen und ihnen Wege zu einem herzgesunden Lebensstil als wichtigste sekundärprophylaktische Massnahme aufzuzeigen, begeisterte mich und schien mir eine lohnende berufliche Herausforderung zu sein. So nahm ich denn im Herbst 1992 als internistischer Oberarzt meine Arbeit auf. Extern konsiliarisch unterstützt wurde ich dabei von Dr. Ueli Steiger, welcher als Facharzt für Kardiologie in Zürich eine Praxis betrieb und regelmässig kardiologische Konsilien an der ZHW machte.

Qualitätskriterien

Schon 1991 hatte die Schweizerische Gesellschaft für kardiale Rehabilitation (SAKR, heute Swiss Working Group for Cardiovascular Prevention, Rehabilitation and Sports Cardiology, www.scprs.ch) als eine Arbeitsgruppe der Schweizerischen Gesellschaft für Kardiologie Richtlinien und Qualitätskriterien für die evidenzbasierte Durchführung definiert und publiziert. Diese Kriterien wurden bald darauf für die Kostenübernahme der kardialen Rehabilitation durch die Krankenkassen im Rahmen der Krankenpflegeleistungsverordnung (KLV) übernommen. Um die darin enthaltenen Anforderungen an die Strukturqualität zu erfüllen, war der Klinikleitung in Wald und ihrem Chefarzt Otto Brändli rasch klar, dass dazu eine eigene Abteilung mit entsprechend fachlich qualifizierten Mitarbeiter/-innen geschaffen werden musste. So bekam ich von Otto Brändli das Angebot, nach Abschluss einer zusätzlichen Facharztausbildung in Kardiologie als Chefarzt mit eigener Abteilung an die ZHW zurückzukommen.

Nach Abschluss meiner Facharztausbildung bei Professor Osmund Bertel am Stadtspital Triemli in Zürich (damals in der Beurteilung der Schweizer Assistenzärzte die beste kardiologische Weiterbildungsstätte der Schweiz) wurde ich im August 1997 herzlich auf dem Faltigberg willkommen geheissen. Ich erinnere mich gut daran, wie im Vorfeld dazu der damalige Verwaltungsdirektor Kurt Walder meine Wünsche bezüglich notwendiger technischer und personeller Infrastruktur wohlwollend prüfte und erfüllte, um die von den Qualitätskriterien der SAKR geforderten Richtlinien zu erfüllen und eine zeitgemässe Rehabilitation anzubieten.

Neue Abteilung für Herzrehabilitation ab August 1997

Die Aufgabe, eine neue Abteilung aufzubauen war herausfordernd und zeitintensiv, aber auch sehr schön! So konnten wir in den Jahren ab 1997 ein strukturiertes Rehabilitationsprogramm aufbauen und die ärztlich-fachliche Betreuung der Patienten stark verbessern. Rehabilitation setzt immer ein interdisziplinäres Team voraus. So konnten wir nebst der schon bestehenden Ernährungsberatung qualifizierte Pflegefachleute zu Diabetesberaterinnen und Herzinsuffizienz-Spezialistinnen ausbilden, Pflegefachleute ins Schulungs- und Vortragsprogramm für die Patienten integrieren und mehrere Physiotherapeuten/-innen zu anerkannten Herztherapeuten aus- und weiterbilden lassen. Nebst dem konsiliarisch tätigen Psychiater konnten wir auch eine Stelle für eine Psychologin schaffen, welche Herzpatienten in der Verarbeitung ihrer Krankheit professionell begleiten und unterstützen konnte. In all dieser Zeit blieb uns der externe Kardiologe Dr. Ueli Steiger als Konsiliararzt und vor allem als Stellvertreter bei Abwesenheiten meinerseits erhalten.

Die Zuweisungen vor allem von im USZ und im Stadtspital Triemli operierten Herzpatienten nahmen rasch zu, von 152 im Jahre 1994 auf über 600 im Jahre 2005. Entsprechend wurde die Abteilung von 18 Betten (ab 1997) bald auf 36 Betten erhöht. Die Zürcher Höhenklinik wurde eine von der SAKR anerkannte Klinik für die stationäre und ambulante Rehabilitation von Patienten mit Herzgefässerkrankungen. Ich selbst engagierte mich im Vorstand der SAKR für eine qualitativ hochstehende kardiovaskuläre Rehabilitation in der Schweiz, war während 2 Jahren auch deren Präsident und während vielen Jahren als Auditor tätig für neue kardiale Rehabilitationsprogramme in der ganzen Schweiz. Während vielen Jahren war ich auch tätig als Dozent im Nachdiplom-Studium für Physiotherapeuten zum Diplom als Herztherapeuten.

Stellung der ZHW im Vergleich mit Konkurrenzkliniken

In jenen Jahren gab es mit den Krankenkassen als Kostenträgern immer wieder Diskussionen und Streitigkeiten, bei welchen Patienten nach einem akuten kardialen Ereignis nun tatsächlich eine stationäre Rehabilitation indiziert war und wo stattdessen «nur» eine ambulante Rehabilitation notwendig sei und vergütet wird. Gegenüber unseren Mitbewerbern (z. B. den Rehakliniken in Gais und Seewis) hatten wir den Vorteil eines vollausgebauten Pflegedienstes, sodass wir spitalbedürftige Patienten zur Frührehabilitation auch nach schweren Herzoperationen mit schwerer Herzinsuffizienz oder nach komplikationsreichem Verlauf im Akutspital zur direkten Anschlussbehandlung übernehmen konnten. Anders als unsere Konkurrenzkliniken führten wir tägliche Arztvisiten durch und dank den anderen Abteilungen der Höhenklinik mit den entsprechenden Fachärzten waren wir auch in der Lage, polymorbide Patienten oder solche mit dem Bedarf nach Rehabilitation in mehr als einem Fachgebiet aufzunehmen (also z. B. Patienten mit einem Herzinfarkt nach einer orthopädischen Operation mit gleichzeitiger Indikation zur muskuloskelettalen Rehabilitation oder Patienten mit einem zerebrovaskulären Ereignis oder Hirnschlag nach einer Herzgefässoperation). Wir konnten auch Patienten mit der Notwendigkeit einer Infusionstherapie (z. B. mehrwöchige Antibiotikatherapie nach einer Herzklappenentzündung oder einem Wundinfekt nach Herzoperation) zur kombinierten stationären Weiterbehandlung und Frührehabilitation aufnehmen. Dies war zwar anspruchsvoll und herausfordernd und benötigte eine enge Zusammenarbeit mit den vorbehandelnden Akutspitälern, aber war für uns ein Konkurrenzvorteil gegenüber anderen damaligen Kliniken der stationären Herzrehabilitation, welche erst über die Jahre nachzogen, Pflegefachkräfte integrierten und dann teilweise unser Modell übernahmen.

Ambulante Herzrehabilitation und Herzgruppe

Parallel zur stationären Rehabilitation konnten wir auch ein kleines ambulantes Rehabilitationsprogramm für Patienten aus der Region aufbauen, welche nach einem akuten kardialen Ereignis (z. B. einem Herzinfarkt) und nach einem fachärztlichen Untersuch mit Belastungstest von zuhause aus dreimal wöchentlich über 3 Monate unter physiotherapeutischer Anleitung aufbauend trainieren und an den Informationsveranstaltungen im Rahmen unseres strukturierten Schulungsprogramms teilnehmen konnten. Für diese ambulanten Patienten war die Lage der ZHW ein Nachteil, weshalb dieses Angebot ein Nischenprodukt blieb. Hingegen war die Gründung einer Herzgruppe (Selbsthilfegruppe) erfolgreich. Dabei treffen sich Patienten nach abgeschlossener stationärer oder ambulanter Rehabilitation einmal wöchentlich, um – meist auf eigene Kosten – unter fachkundiger Leitung durch einen Herztherapeuten zu trainieren und sich langfristig gemeinsam für einen herzgesunden Lebensstil zu

motivieren. Diese Herzgruppe existiert unter Führung des Herztherapeuten Mirko Marsano auch heute im Jahre 2022 noch
und die ZHW gewährt dieser Gruppe bis heute Gastrecht in
ihren Therapieräumlichkeiten (www.swissheartgroups.ch).

Rehabilitation ist interdisziplinäre Teamarbeit
Schon von Beginn meiner Tätigkeit als Chefarzt 1997 war es mir
klar, dass die Rehabilitation nur interdisziplinär geführt erfolg-
reich sein kann. Die Abteilungsleitung des Leistungscenters
Kardiologie gestaltete ich ab Beginn gemeinsam mit der Leiterin
Pflegedienst Leonore Thiede. Sie verstand es, mit Strenge und
Disziplin, aber vor allem auch mit Überzeugung, Respekt und
Wertschätzung ihre Pflegedienstmitarbeiter-/innen zu führen
und ein gut organisiertes und top ausgebildetes Pflegeteam aufzubauen und zu erhalten. Auch dank Leonore Thiede wurde das
Pilotprojekt der elektronischen Krankengeschichte Phoenix©
zuerst auf der Abteilung für Herzrehabilitation umgesetzt. Mit
Laptops auf Visite zu gehen war so fortschrittlich, dass dies sogar
einen Beitrag in der Tagesschau des Schweizer Fernsehens aus-
löste. Diverse Kliniken kamen um die Jahrtausendwende in die
ZHW, so z. B. auch die Kardiologie des Universitätsspitals Zürich, um zu sehen, wie wir EKG-Untersuchungen ins elektroni-
sche Patientendossier integrieren konnten.

Eine sehr enge Zusammenarbeit bestand auch mit dem
Herz-Physiotherapie-Team, welches immer Teil der Chefarzt-
visiten war und aktiv seine Erfahrungen und Ideen einbrachte.
Ich verstand mich immer als kooperativ-führender Chefarzt,
dem das interdisziplinäre Teamwork äusserst wichtig war.

Im Verlauf wurde meine Freude an der Arbeit mit den Patienten und an der Arbeit im Team immer mehr getrübt durch
interne Hindernisse und unsinnige administrative Erschwer-

nisse. Die fehlende Anerkennung durch den über die Jahre immer mehr aufgeblähten Verwaltungskopf der Höhenklinik konnte ich noch verkraften – dank der Anerkennung meiner Arbeit durch die Patienten und die Mitarbeiterinnen meines Teams. Ich hatte Ideen für die Weiterentwicklung der kardiovaskulären Rehabilitation und Prävention und machte ein Konzept zu Handen des Stiftungsrates. Ich hätte mir unter anderem eine fachliche Unterstützung und Stellvertretung durch einen kardiologischen Oberarzt gewünscht, um das Arbeitsaufkommen zu bewältigen und den Patienten eine kompetente fachärztliche Versorgung zu gewährleisten. Ich hatte zwar viele sehr motivierte und engagierte junge Assistenzärzte/-innen, aber ich allein konnte sie nicht durchgehend betreuen. Mein Konzept zur Weiterentwicklung der kardialen Rehabilitation stiess beim Stiftungsratspräsidenten auf taube Ohren. Auch das Verhältnis zum CEO Thomas Kehl und seinen Stabsmitarbeitern wurde zunehmend schwierig – mein Verständnis von sinnvoller interdisziplinärer Rehabilitationsarbeit deckte sich nicht mit dem von ihnen favorisierten Matrixsystem.

Ich zog für mich die Konsequenzen und verliess die Klinik im Herbst 2006. Meine Nachfolger Volkhard Berg, Matthias Hermann und Reiner Baumgärtner führten die kardiovaskuläre Rehabilitation erfolgreich weiter (ab 2008 dann auch mit einem Oberarzt!), so dass sie 2022 ihr 25-jähriges Jubiläum feiern konnte.

Neurorehabilitation

Dieses Kapitel wurde verfasst von Dr. med. Javier Blanco, Facharzt für Allgemeine Innere Medizin sowie Physikalische Medizin und Rehabilitation, Chefarzt ab 2006 und ärztlicher Direktor der ZHW von 2007 bis 2015.

Die Anfänge der neurologischen Rehabilitation in Wald

Gemäss der im neuen Leistungskonzept der Zürcher Höhenkliniken festgelegten Aufgabenteilung und entsprechend dem grossen Bedürfnis im Kanton Zürich wurde nach 1991 vom Leitenden Arzt und späteren Chefarzt Urs Hürlimann, einem erfahrenen Internisten mit fundierten Kenntnissen in der Rehabilitationsmedizin, als viertes Standbein der Höhenklinik Wald die Neurorehabilitation sukzessive aufgebaut.

Zuerst wurde eine Abteilung mit 18 Betten eröffnet, auf die nach einer Anlaufphase nur noch Patienten mit einer erworbenen Hirnschädigung, meistens nach einem ischämischen oder hämorrhagischen Hirnschlag und/oder nach komplexen internistischen-neurologischen Krankheitsbildern, zur Neuro-Rehabilitation aufgenommen wurden. Um dem kostenaufwändigen Bedürfnis neurologischer Patienten gerecht zu werden und deren Finanzierung zu ermöglichen, baute Urs Hürlimann allmählich ein gut ausgewogenes Team von Ergotherapeuten, Logopädinnen, Neuropsychologen und Physiotherapeuten auf, die allesamt gut mit neurologischen Krankheitsbildern vertraut waren. Der pflegerische Umgang mit diesen Patienten, deren Behandlung und Betreuung unter Einbezug der Angehörigen erfolgte, unterschied sich wesentlich von dem herkömmlichen Pflegeverständnis und den anderen bekannten Behandlungs- und Betreuungskonzepten in der Rehabilitation. Das in Ausbildungskursen erworbene Wissen und die im täglichen Umgang mit diesen Patienten gesammelten Erfahrungen liessen sich am besten auf einer entsprechenden Abteilung weiterentwickeln und sowohl für die Klinik als auch für die Patienten sinnvoll einsetzen.

Bereits im Jahr 1991 wurden insgesamt 112 Patienten zur Neuro-Rehabilitation auf diese Abteilung aufgenommen. Den grössten Anteil bildeten Patienten nach einem Hirnschlag, die durchschnittliche Aufenthaltsdauer betrug 48 Tage, somit mehr als doppelt so lange wie bei den anderen Rehabilitations-patienten. Die therapeutische Arbeit mit Menschen nach einem Hirnschlag oder einer Hirnverletzung war oft nicht nur physische Schwerarbeit, sondern bedeutete wegen der meist vorhandenen, zusätzlichen Hirnleistungsausfälle für die Mit-arbeiter auch psychisch eine grosse Herausforderung: Das neu gebildete und durch Urs Hürlimann geleitete Neuro-Reha-Team entwickelte sich durch interne Austauschmöglichkeiten und enger interdisziplinärer Zusammenarbeit zu einer sehr motivierten und kompakten Arbeitsgruppe, die zur damaligen Zeit wesentlich zum Erfolg der Neurorehabilitation in Wald beitrug.

Wachsender Mehrbedarf an neurologischen Rehabilitationsbetten

Der Zielsetzung, für diese spezielle Patientengruppe eine ideale Behandlung zu gewährleisten, konnte man erst in der zweiten Jahreshälfte 1992 voll gerecht werden. Es entwickelte sich rasch eine steigende Nachfrage für neurologische Rehabilitations-betten und ein zunehmender Aufnahmedruck. Für die be-troffenen Patientinnen und Patienten sowie die einweisenden Ärzte bedeutete dies immer wieder unangenehme Wartezeiten.

Bereits 1994 musste deshalb die Bettenzahl von 18 auf 36 erhöht werden.

Die zunehmend angespannte finanzielle Situation im Gesundheitswesen führte dazu, dass die Kostenträger bei der Vergabe der Kostengutsprachen immer kritischer wurden und auf eine möglichst frühe Entlassung drängten. Zu Beginn der 2000er Jahre leitete Urs Hürlimann die wachsende Neuro-Rehabilitationsabteilung mit zunächst 36 und späteren 54 Betten. Wie auch von den zuweisenden Neurologen erwünscht, erfolgte eine Erweiterung der ärztlichen Leitung durch Frau Dr. Morena Felder (ab 2002) und Frau PD Dr. Margrit Hund-Georgiadis (ab 2004, heute Chefärztin und medizinische Leiterin der REHAB in Basel), die beide das bereits gut funktionierende Neuro-Team der ZHW optimal ergänzten.

Die neurologische Überwachungsstation – Zunahme des Schweregrades der neurologischen Patienten

Aufgrund des medizinischen Fortschritts im Bereich der Notfallmedizin, der Neurochirurgie, Neurologie und Intensivmedizin erhöhen sich für Menschen mit schweren Hirnschädigungen die Chancen zu überleben. Wissenschaftliche und klinische Studien der 2000er Jahre belegten die grosse Bedeutung einer frühen und adäquaten Rehabilitationsbehandlung neurologischer Patienten im Hinblick auf bessere Langzeitergebnisse.

Die Rehabilitation sollte so schnell als möglich beginnen, um die Erholungsmechanismen des Gehirns optimal zu fördern, weshalb in der Zürcher Höhenklinik Wald im Juni 2009 eine Überwachungsstation ins Leben gerufen wurde für Patienten, welche ein schweres neurologisches Störungsbild mit teilweise schwerwiegenden Schluckstörungen und/oder eine mehr oder weniger ausgeprägte Bewusstseinsstörung sowie ein hohes Komplikationsrisiko aufwiesen.

Diese neurologische Überwachungsstation zeichnete sich durch einen hohen ärztlich-pflegerischen Überwachungs-, Behandlungs- und Betreuungsaufwand aus und neben einer intensiven medizinischen Überwachung waren häufig gezielte Interventionen notwendig. Neben dem erhöhten Pflegeaufwand aufgrund einer maximalen Hilfsbedürftigkeit solcher Patienten bestand auch therapeutisch ein sehr hoher Aufwand, da diese Patienten häufig Doppelbehandlungen durch gleichzeitig zwei Therapeuten benötigten, aufgrund schwerster Störungen der Kommunikationsfähigkeit waren sie nicht gruppenfähig.

Ziel einer Behandlung in der neurologischen Überwachungsstation in der ZHW war die optimale frühzeitige Förderung der verbleibenden Plastizität bzw. Regenerationsfähigkeit des Gehirns und damit des bestehenden Rehabilitationspotenzials der Patienten. Im Weiteren sollten Folgekomplikationen und -schäden vermieden werden.

Ein zentrales Element der neurologischen Überwachungsstation war die permanente Überwachung des Krankheitsverlaufs mit einer entsprechenden Monitorisierung der Vitalparameter.

Eine der grossen Stärken der ZHW auf dem Gebiet der neurologischen Rehabilitation und insbesondere der Frührehabilitation lag in der grossen Fachkompetenz – mit den Neurologen waren auch Pneumologen und Kardiologen rasch am Bettrand der Patienten – mit einem entsprechend durchdachten interdisziplinären Behandlungskonzept. Im Durchschnitt entsprachen ca. 17 % der neurologischen Patienten der ZHW den Kriterien der neurologischen Überwachungsstation.

Dank der obenerwähnten medizinischen Interdisziplinarität lagen häufig, und zunehmend, in den Betten der Frühneurorehabilitation Patienten direkt aus den IPS-Stationen der Akutspitäler mit schwerwiegend internistisch-pneumologischen, chirurgischen und orthopädischen Krankheitsbildern. 2010 verfügte die Zürcher Höhenklinik Wald über 55 konventionelle Neuro-Betten der weiterführenden Rehabilitation und über 6 in der Überwachungsstation.

Es wurde eine kostenneutrale Umsetzung der neurologischen Überwachungsstation durch Ertragssteigerung auf der Grundlage leistungsgerechter Tarife angestrebt. Das vorliegende Frührehabilitations-Konzept war nur dann möglich und umsetzbar, wenn es gelang, kostengerechte Tagessätze für diese neurologischen Überwachungspatienten auszuhandeln. Trotz erfolgreicher Verhandlungen mit den Kostenträgern und Erhöhungen der Tagessätze in der neurologischen Rehabilitation konnten durchschnittlich nur drei der Überwachungsbetten kostendeckend betrieben werden.

Erweiterung des Leistungsangebots durch das ambulante Rehazentrum in der Lengg (ZAR) und die Integration einer Neurorehaklinik in der EPI Zürich

Zentrum für ambulante Rehabilitation Zürich (ZAR)

Das Zentrum für ambulante Rehabilitation (ZAR) wurde 2007 an der Lengghalde 6 in der Stadt Zürich ins Leben gerufen und beinhaltete ein umfassendes Therapieangebot für Patienten mit neurologischen Erkrankungen. Die Behandlungen in dieser Einrichtung zeichneten sich vor allem durch interdisziplinäre Behandlungskonzepte aus. Während eine fachübergreifende Behandlung im stationären Rahmen damals eine Selbstverständlichkeit darstellte, mussten sich die Angebote in der ambulanten Praxis oft auf einzelne Fachbereiche begrenzen.

Im ZAR arbeiteten Fachleute für Neurorehabilitation, wie Ärzte, Physiotherapeuten, Ergotherapeuten und Logopäden, sowie Fachkräfte für Neuropsychologie und Psychotherapie an einer gemeinsamen Planung und Durchführung der Therapien. Die Patienten profitierten dadurch sowohl von einer fachlich abgestimmten als auch zeitlich koordinierten Behandlung.

Das therapeutische Angebot im ZAR konnte laufend durch computer- und roboterunterstützte Behandlungsmöglichkeiten im Bereich der Motorik erweitert werden und erlaubte eine Ergänzung der bewährten Therapieansätze durch neueste technologische Möglichkeiten. Zudem etablierte sich die Durchführung der EEG-gestützten Neurofeedback-Therapie erfolgreich bei der Behandlung kognitiver Störungen.

Der seinerzeit zugrunde liegende Gedanke, im Zentrum für ambulante Rehabilitation ein wohnortsnahes Behandlungsangebot zu schaffen, das die therapeutische Kontinuität nach einem Aufenthalt in einer stationären Rehabilitationsklinik bzw. die Anschlussbehandlung nach einem Akutaufenthalt gewährleistet, konnte in den folgenden Jahren vollumfänglich umgesetzt werden. Dies zeigte sich nicht zuletzt an dem ständig wachsenden Zuweiserkreis aus der Region Zürich.

2014 wurde mit der Eröffnung der Klinik Lengg AG als Neurorehabilitationsklinik im Areal der Schweizerischen Epilepsie-Klinik das ambulante Reha-Zentrum ZAR ebenfalls dorthin verlegt.

Die Klinik Lengg AG

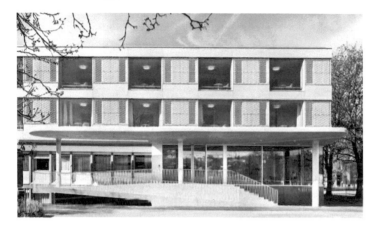

Die Zürcher Höhenkliniken konnten ihr kantonales Angebot an Neurorehabilitation in der Stadt Zürich durch das Gemeinschaftsprojekt Klinik Lengg (gemeinsam mit der Schweizerischen Epilepsie-Stiftung) erfolgreich ausbauen.

Diese 2014 neu eröffnete Rehabilitationsklinik wurde als ein integratives Zentrum für stationäre und ambulante neurologische Rehabilitations-Medizin konzipiert. Als spezialisierte Institution bietet heute die Klinik Lengg das gesamte Therapiespektrum für Menschen mit neurologischen Erkrankungen. Es strebt eine möglichst früh im Erkrankungsverlauf beginnende ganzheitliche Rehabilitation nach einem Hirnschlag, einer traumatischen Hirnverletzung, einem Hirntumor oder bei chronischen neurologischen Erkrankungen wie Morbus Parkinson oder Multipler Sklerose an. Im Sinne einer ganzheitlichen Begleitung sind, ergänzend zu den medizinischen Therapien, soziale, psychologische und psychiatrische Beratungen sowohl der Patientinnen und Patienten als auch deren Angehörigen ein integraler Bestandteil der Behandlung.

Dank der zentrumsnahen Lage in der Stadt Zürich liessen sich die Therapie- und Beratungsangebote auch ambulant in den individuellen Tagesablauf einbetten. So ist einerseits sichergestellt, dass die angestrebten Ziele optimal erreicht werden können.

Andererseits unterstützt die Weiterführung des im stationären Aufenthalt aufgebauten Vertrauensverhältnisses den Erfolg der Rehabilitation nachhaltig.

Die Stiftung Zürcher RehaZentren trägt gemeinsam mit der Schweizerischen Epilepsie-Stiftung die Klinik Lengg. In den Bereichen Patientenadministration, Technische Dienste und Logistik inklusive Speisen- und Wäscheversorgung werden entsprechende Synergien genutzt.

Die Activity of Daily Living (ADL)-Station

Für eine erfolgreiche Neurorehabilitation müssen die Ziele der Patienten berücksichtigt werden und hier hat die Reintegration im häuslichen Alltag eine übergeordnete Bedeutung. Neben dem Wiedererlangen der körperlichen Leistungsfähigkeit wird auch die vollständige Selbstständigkeit im alltäglichen Leben angestrebt.

Die 2010 in Betrieb genommene ADL-Station in der ZHW gab den Patienten die Möglichkeit, sich genau auf diese alltäglichen Herausforderungen vorbereiten zu können. Auf dieser Abteilung werden Alltagssituationen zunächst in einem geschützten Rahmen erlebt und überprüft, mit welchen die Patienten auch zu Hause konfrontiert sein werden. Die bereits gut mobilen Patienten strukturieren auf dieser Abteilung ihren Alltag selber und, wenn erforderlich, werden sie von Ergo- und

Physiotherapeuten sowie dem Pflegefachpersonal unterstützt/ begleitet bzw. angeleitet.

Zusätzlich bleibt die medizinische Versorgung stationsübergreifend gewährleistet.

Die Abteilung bietet auch Patienten mit noch leichten kognitiven oder sprachlichen (z. B. nach Aphasie) Schwierigkeiten die Möglichkeit, sich während zwei Wochen auf den Alltag zu Hause vorzubereiten.

Muskuloskelettale Rehabilitation MSR

(Beitrag von Javier Blanco)

Die Rehabilitation traumatologischer und orthopädischer Patienten stellte schon zu Beginn der Rehabilitationstätigkeit in der Höhenklinik Wald ein wichtiges Indikationsspektrum dar. In der Diagnosestatistik von 1991 stellte die MSR 282 der Haupt- und 821 der Nebendiagnosen dar und war somit eine relevante Patientengruppe in der ZHW:

Organsystem	Hauptdiagnose	Nebendiagnose
Krankheiten der Atmungsorgane	417	958
Krankheiten des Kreislaufsystems	364	2768
Krankheiten des Skeletts, der Muskeln und des Bindegewebes	282	821
Krankheiten des Nervensystems und der Sinnesorgane	75	330

Die demographische Entwicklung der Bevölkerung mit zunehmendem Überlebensalter führte zu einer kontinuierlich steigenden Zahl an degenerativ und traumatologisch bedingten

Störungsbildern des Bewegungsapparats, die teilweise auch zu einem Anstieg der entsprechenden Operationen führten. Früher, vor dem Ausbau der Rehabilitationsfachbereiche, blieben operierte Alterspatienten bis zu 6 Wochen im Akutspital. Dank der Rehabilitationsmedizin verkürzte sich diese Zeit auf 6–8 Tage, bis die Patienten jeweils in den Rehakliniken aufgenommen wurden. Auch in der ZHW wurden zunehmend ältere Patienten nach Hüft- und Knieprothesen bzw. Traumafolgen hospitalisiert bzw. rehabilitiert.

In der muskuloskelettalen Rehabilitation werden in der ZHW die folgenden Zustände nach Unfällen, Operationen und Krankheiten behandelt:

– Postoperative Weiterbehandlung nach Gelenksersatz-Operationen und Wirbelsäuleneingriffen
– Nachbetreuung bei Knochenbrüchen und Beinamputationen
– Behandlung degenerativer Gelenks- und Wirbelsäulenerkrankungen
– Beschwerden und Folgen der Osteoporose
– Nachbetreuung und Rehabilitation entzündlich-rheumatischer Erkrankungen sowie somatisch verstärkter chronischer Schmerzen im Bereich des Bewegungsapparats
– Schmerzzentrierte Behandlung des Weichteilrheumatismus

Demographische Alterszunahme – Folgen für die MSR

Die Alterszunahme der Bevölkerung führte auch zu einer ausgeprägten Multimorbidität der zugewiesenen Patienten, so dass neben den orthopädischen Problemen auch auffallend häufig kardiale, pulmonale oder andere internistische Begleiterkrankungen vorlagen. Dank fachübergreifendem Austausch mit den anderen Rehabilitationsdisziplinen (kardiale, pulmonale, internmedizinische und neurologische) können in der ZHW während der Rehabilitation des Bewegungsapparates auch Erkrankungen anderer Organsysteme fachkompetent abgeklärt und therapiert werden.

Schmerztherapiekonzept in der MSR
Die Konsolidierung und Weiterentwicklung eines umfassenden Schmerztherapiekonzeptes bildete schon immer einen besonderen Schwerpunkt im muskuloskelettalen Fachbereich. Die Schmerzpatienten zeigen neben den meist chronifizierten Beschwerden häufig auch eine ausgeprägte psychosoziale und familiäre Problematik, die im üblichen Rehabilitationssetting muskuloskelettaler Patienten in der Regel zu wenig berücksichtigt werden kann. Vor diesem Hintergrund wurde im Rahmen der Schmerzkonzepte eine spezialisierte Visite eingeführt, in deren Rahmen das interdisziplinäre Behandlungsteam gezielt auf solche Patienten eingehen konnte und hierfür ein angemessener zeitlicher Rahmen zur Verfügung stand.

Vielfach waren die Schmerzpatienten der ZHW noch im arbeitsfähigen Alter, und häufig war es unklar, wie weit sie ihre angestammte berufliche Tätigkeit wieder aufnehmen konnten. Um eine bessere Aussage über ihr berufliches Leistungsprofil machen zu können, führte die Ergotherapie eine individuelle Belastungserprobung ein, die eine bessere Einschätzung des körperlichen Leistungsprofils dieser Patienten und somit auch der zukünftigen Arbeitsfähigkeit erlaubt.

Spezifizierte Rehabilitationsprogramme in der MSR – Patientenpfade

Qualitätssicherungsmassnahmen nahmen in den letzten 20 Jahren auch in der muskuloskelettalen Rehabilitation einen immer grösseren Raum ein. Ab den 2000er Jahren wurde versucht, ein einfaches und praktikables System der Patientengruppierung zu schaffen, mit dem eine Zuordnung etablierter Behandlungsschritte für einzelne Diagnosegruppen im Sinne von Behandlungspfaden möglich war. Eine besondere Bedeutung gewann hierbei die standardisierte, aber dennoch individuelle postoperative Rehabilitation nach Knie- oder Hüfteingriffen sowie nach Rückenoperationen.

Die Zuordnung eines einzelnen Patienten zu einer solchen Rehabilitationsfallgruppe ermöglichte die Definition und Durchführung von vereinheitlichen klinischen Behandlungspfaden.

Im Rahmen der Qualitätssicherung konnten somit die Erfolge der einzelnen Behandlungspfade je nach Rehabilitationsgruppen gemessen werden und die Behandlungspfade je nach Therapieerfolg oder ökonomischer Notwendigkeit verändert werden. Dies ermöglichte eine stetige Verbesserung der Behandlungsergebnisse sowie eine Optimierung der Kosten je Behandlungspfad.

Diese muskuloskelettalen Rehabilitations-Programme wurden bis in den letzten Jahren weiterentwickelt und verfeinert. Zu den Knie-, Hüft- und Rückenprogrammen kam in der ZHW 2018 der Behandlungspfad «MSR-Rheuma» hinzu, mit dem entzündlich rheumatologischen Patienten nach bestimmten Standards betreut werden. Zudem wurden auch die Pfade «MSR-Polytrauma» und «MSR-Amputation» entwickelt.

Dank diesen spezifischen Programmen wird ein Grundleitfaden für das ganze Fachpersonal und Rehabilitationsteam vorgelegt. Dieser legt verbindlich fest, was bei der rehabilitativen Behandlung der einzelnen Patienten, bei deren Medikation und in den begleitenden Abklärungen beachtet werden muss.

Auch in der MSR gerieten natürlich auch roboterassistierte Therapieformen ins Blickfeld und einzelne Geräte wurden auch evaluiert. Diese konnten aber die Eins-zu-eins-Betreuung durch die Physio- oder Ergotherapeuten nicht ersetzen und gewannen auch nie den Stellenwert, den sie in der Neuroreha-bilitation erreicht haben. Taskbasierte und repetitive Therapie-formen scheinen bei der Regeneration des Nervensystems wirksamer als beim Bewegungsapparat zu sein.

Das 100-Jahre-Jubiläum 1998 – ein Höhepunkt

Es war zwar ein schwieriges Jahr für mich, engagiert als Chef-arzt gleichzeitig in Wald und in Clavadel. Dennoch war 1998 ein Höhepunkt für die Zürcher Höhenklinik Wald und für meine Zeit dort als Spitalarzt!

Zum Glück hatten wir schon einiges für das Jubiläumsjahr vorbereitet:

- das Buch «Hausordnung und Liegekur – vom Volkssana-torium zur Spezialklinik», als Festschrift von der Medizin-historikerin Iris Ritzmann sorgfältig recherchiert und ver-fasst, erschien im Chronos Verlag und ist heute immer noch in der Klinik zu kaufen (Ritzmann 1998).
- die Vortragsreihe mit dem Titel: «Licht, Luft und Sonne» am Jahreskongress der Schweizerischen Gesellschaft für Pneumologie im Technopark in Zürich-West war ebenfalls dem Jubiläum gewidmet.

Dazu hatten wir die Zürcher Gesundheitsdirektorin Verena Diener eingeladen. Sie sollte das Hauptreferat mit dem Thema «Licht» halten. Leider versagte im erst 1993 neu eröffneten Technopark ausgerechnet dabei die Technik. Ihre Dias und auch diejenigen der darauffolgenden Referenten konnten nicht projiziert werden. Unerschrocken meinte sie, «*sie könne über Licht auch im Dunkeln sprechen*», und hielt ihr geplantes Referat souverän auch ohne Bilder. Dies im Gegensatz zu den nach ihr sprechenden Medizinern, welche sehr irritiert waren durch diese Erschwernis ihrer Präsentationen.

– einen klinikinternen Festanlass in Wald am 11. Juni 1998 zusammen mit dem Stiftungsrat und Vertretern anderer Höhenkliniken und Spitäler. Er gab mir die Gelegenheit in die Zukunft zu blicken, mein Referat hier gekürzt wiedergegeben:

Wenn ich die 36 Dienstjahre meines Vorgängers Eduard Haefliger als Chefarzt und meine zusammenzähle – er hatte übrigens damals am 1. Juli seinen 88. Geburtstag und konnte aus gesundheitlichen Gründen leider nicht mit dabei sein – haben wir zusammen mehr als die Hälfte der 100 Jahre, die wir heute feiern, selbst miterlebt.

Die Zürcher Höhenklinik Wald hat seit ihrer Gründung als Tuberkulose-Sanatorium den Wandel in unserer Gesellschaft und in der Medizin schon mehrmals erlebt und war dabei pionierhaft und erfolgreich im Aufspüren von neuen Aufgabengebieten: 1967 erstmals für andere Lungenkranke, später auch Herzkranke und seit 1991 für Schlaganfallpatienten.

Die Tuberkulose – die ja zur Gründung dieser Klinik geführt hat – war die Krankheit der industriellen Revolution, mit der Armut und dem Zusammenleben auf engstem Raum von Industriearbeiterinnen und -arbeitern, und sie ist es übrigens auch heute noch, weltweit gesehen!

Heute sind wir wieder in einem solchen Wandel begriffen, diesmal zur Informationsgesellschaft. Alle blicken gespannt auf einen Bildschirm, haben Nacken- und Kopfschmerzen, Angst etwas zu verpassen und nicht mehr mithalten zu können. Die Krankheiten, die hier neu auftreten, sind erst andeutungsweise bekannt und können mit dem Begriff «Stress-Krankheiten» zusammengefasst werden.

Unbestimmte Angst, Existenzängste, führen zu Atembeklemmung – die Menschen wissen nicht mehr, was und wie viel sie essen sollen – sind deprimiert und haben nicht nur im Nacken, sondern auch im Rücken und überall Schmerzen – sogar banale Erkältungen können bei Stress häufiger beobachtet werden.

Gleichzeitig wird unsere genetisch determinierte körperliche und seelische Reaktionsfähigkeit durch veränderte Umweltbedingungen und die Überbevölkerung auf eine harte Probe gestellt. Unsere körpereigenen «Reparaturmechanismen» funktionieren nicht mehr und es kommt zu einer Zunahme von neuen und alten «Umweltkrankheiten».

Die WHO und die Weltbank sagen uns voraus, dass im Jahr 2020 weltweit neu die Lungenkrankheiten und wie schon bisher Herzkrankheiten und Schlaganfälle am meisten Todesopfer fordern werden. Auf diesen drei Gebieten hat sich die ZHW in den letzten Jahren spezialisiert und Kompetenzzentren aufgebaut. Ihr spezielles Angebot, welches allen Zürcher Patienten auf ärztliche Einweisung offensteht, liegt auf dem Gebiet der Rehabilitation und auf der idealen Höhenlage von 900 Metern, wo sich ein Team von Spezialisten – welchen ich bei dieser Gelegenheit herzlich für ihren sehr grossen Einsatz für unsere Patienten danke – nicht nur Krankheiten behandelt, sondern auch alternative Behandlungsmöglichkeiten, zum Wohle der zum grössten Teil Zürcher Patienten einsetzt.

Einige dieser Alternativen dazu wurden dabei auch kurz im Bild gezeigt:

- Naturtherapie – eine sprachliche Neuschöpfung – meint den Einsatz der natürlichen Ressourcen der Klinikumgebung bei der Behandlung von in einer Plastik-Video-Scheinwelt lebenden Patienten in der im Wald gelegenen Klinik, umgeben von unversehrter Natur, einem Tierpark mit Alpakas und auch einheimischen Schafen unseres Pächters, der eigenen Schafkäse produziert
- Phytotherapie, d. h. die Anwendung von natürlichen Substanzen, also eine Wiederbelebung der «Pflanzen-Medizin» unserer Grossmütter, die vor Beginn der Chemotherapie-Ära die einzige Behandlungsmöglichkeit war. Die Produkte dazu stammen heute aus dem Anbau unserer Nachbarn auf dem Faltigberg
- körperliche Bewegung unter fachspezifischer Anleitung, auch im Freien in der frischen Bergluft ohne Staub oder anderen Luftschadstoffen
- gesunde Ernährung ohne Kunstprodukte, Additiva, Pestizide und sorgfältig entsprechend den Bedürfnissen jedes Patienten ausgewählt
- «Schonzeit», d. h. mehr Zeit zum Gesundwerden als in Akutspitälern, mit ihrem Wettlauf um immer kürzere Aufenthaltsdauern

Wohl am eindrücklichsten kann der Wandel in der Medizin an ihren Aufzeichnungen in unseren Krankengeschichten (KGs) demonstriert werden: in den ältesten KGs von 1898 finden sich praktisch nur, allerdings mehrmals täglich gemessene Körpertemperaturen und Gewichtsangaben. Heute droht eine Überfülle von Computerdaten den Blick aufs Ganze, auf das Wohl des Patienten, zu verschleiern. Wie wird wohl eine KG in nur 5–10 Jahren aussehen?

Werden wir Ärzte dann vielleicht wieder Medizinmänner und -Frauen, Wahrsagerinnen, Gurus oder Schamanen anstellen, um besser für unsere von der Medizintechnik verängstigten und verunsicherten Patienten sorgen zu können? Höhenkliniken, meine Damen und Herren, wird es auf jeden Fall weiter brauchen!

Otto Brändli, 1998

Nur, für die Aufbewahrung dieser Krankengeschichten während mindestens 10, heute sogar 20 Jahren, sind wir als Chefärzte persönlich verantwortlich. Mit der Einführung des elektronischen Patienten-Informationssystems war jedoch ein vollständiger oder teilweiser Datenverlust nicht mehr auszuschliessen. Deshalb wurde im Jahre 2001 mit einer speziellen Vereinbarung «... *für die Sicherung, Speicherung und gegen unberechtigte Zugriffe gesicherte Aufbewahrung der Daten die Verantwortung der Verwaltung, bzw. den damit beauftragten IT-Mitarbeitern übertragen*».

Dies hatte leider auch zur Folge, dass die älteren Krankengeschichten auf Papier, welche seit 1898 noch im Archiv der Klinik vorhanden waren, nach meiner Pensionierung vernichtet wurden. Nach meinen Berechnungen waren in der Höhenklinik Wald bis zum Jahr 2000 bereits weit über

64 000 Patientinnen und Patienten insgesamt stationär behandelt worden.

Ich konnte 2008 mit dem wissenschaftlichen Mitarbeiter des Staatsarchivs Bernhard Rieder noch bewirken, dass wenigstens die Krankengeschichten aus der wichtigen Tuberkulose-Ära von 1961 bis 1970 vollständig ins Zürcher Staatsarchiv übernommen werden konnten. Diese dokumentieren nämlich den Wechsel von der Liegekur zur medikamentösen Behandlung in jener Zeit. Zudem konnten auch die für unsere Publikationen seit 1977 ausgewerteten KGs, allerdings nur von Tb-Patienten mit dem Anfangsbuchstaben ihres Geschlechtsnamens «B», etwa 5 bis 10 pro Jahrgang, inklusive einer Auswahl von zwei ihrer Röntgenbilder dort ebenfalls archiviert werden.

Flurin Condrau, der Professor für Medizingeschichte, übernahm die noch vollständig erhaltenen Bände mit den von Eduard Haefliger gesammelten Zeitschriften aus der Tuberkulosezeit in sein medizingeschichtliches Archiv an der Universität Zürich. So konnte sichergestellt werden, dass auch die erste Hälfte der 125-Jahre-Geschichte der Klinik gut dokumentiert und zugänglich bleiben wird!

Ausbildung, klinische Forschung und Innovation

Während meinen 31 Jahren als Chefarzt in Wald konnten 279 Ärztinnen und Ärzte während ein bis zwei Jahren in der Klinik weitergebildet werden (siehe ihre Namen im Anhang). Die Klinik hatte dazu die Ausbildungs-Anerkennung für Innere Medizin (2 Jahre) und Pneumologie (2 Jahre) erhalten. Die Klinik wird deshalb auch in den Lebensläufen von 24 Fachärzten für Pneumologie und 33 Kaderärzten und/oder Dozenten anderer Fachrichtungen aus dieser Zeit erwähnt.

Fünf Chefärzte von Höhenkliniken, so auch mein Nachfolger in Wald Alexander Turk, absolvierten einen Teil ihrer pneumologischen Weiterbildung in der Höhenklinik Wald: Ralf Sutter als zukünftiger Chefarzt des Sanatoriums Adelheid in Unterägeri, Werner Karrer Chefarzt der Luzerner Höhenklinik Montana und späterer Präsident der Schweizerischen Pneumologengesellschaft, Rolf Schwab Chefarzt in Braunwald und Thomas Sigrist, Chefarzt der Klinik Barmelweid in Aarau, auch er später Präsident der Pneumologengesellschaft.

Weitere 29 unserer Assistenz- und Oberärzte wurden später Chefärzte oder Leitende Ärzte in anderen Fachgebieten und/oder beteiligten sich sonst aktiv an der Aus- und Weiterbildung von jungen Ärzten.

Leider werden in der Schweiz nach wie vor viel zu wenig Ärzte ausgebildet. Der Anteil ausländischer Ärzte in Schweizer Spitälern beträgt 41% und ist heute auch in der Höhenklinik Wald hoch.

Indem ich nach meiner Pensionierung weiter als Spital- und Hausarzt in Teilzeit weiterarbeitete, wollte ich auch mithelfen, die weitere Zuwanderung und damit auch den «Braindrain» von Ärztinnen und Ärzten aus ihren meist ärmeren Herkunftsländern in die Schweiz etwas zu verringern, die leider heute immer noch weiter zunimmt. Insbesondere Hausärzte sind heute bei uns immer häufiger Frauen, sie arbeiten in Teilzeit, werden immer älter, 2020 bereits im Mittel 55-jährig, und sind vor allem in Gruppenpraxen tätig (Gerber 2022).

Meine ersten Anstellungen eines ausländischen Arztes in Wald war die eines Österreichers 1982, der heute als Psychiater tätig ist, und 1990 eines Deutschen, welcher im Austausch mit einem Schweizer angestellt wurde, damit dieser seine Weiterbildung zum Pneumologen bei Heinrich Matthys in Freiburg im Breisgau absolvieren konnte.

Mein Ziel war es auch, zusammen mit jedem der Assistenzärzte während ihrer Weiterbildungzeit in Wald ein eigenes wissenschaftliches Projekt mit einer Publikation abschliessen zu können. So entstanden in den 30 Jahren in Wald über 150 Publikationen, welche meist in Schweizer medizinischen Zeitschriften veröffentlicht werden konnten. Damit wurden unsere Untersuchungsresultate, anfänglich vor allem über die Behandlung der Tuberkulose, schweizweit und auch im Ausland bekannt gemacht (Stark 1981; Karrer 1985; weitere ausgewählte Publikationen im Anhang).

Aus eigenen Mitteln hatte ich deshalb bereits 1981 meinen ersten Computer angeschafft, mit welchem diese Publikationen einfacher geschrieben, korrigiert und auch die dafür nötigen Literaturrecherchen in der Klinik selbst durchgeführt werden konnten:

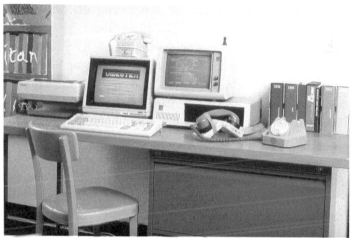

Meine erster IBM-PC Vers.1.0 von 1981, verbunden mit einem Telefon- Modem mit der Datenbank «Videotex» der PTT für Literaturrecherchen

Angeblich bekam ich wegen meiner Aufforderungen zu diesen Extraeinsätzen und die dafür nötige Mehrarbeit und auch als strenger Terminsetzer und Korrektor den Ruf ein «Sklaventreiber» gewesen zu sein. Das hat mir erst kürzlich eine frühere Mitarbeiterin zugetragen, die damals Mitleid mit den «armen» Assistenzärzten gehabt habe. In der Tat, die wöchentliche Arbeitszeit von 50 Stunden, wie sie offiziell erst 2005 für die Assistenzärzte festgelegt wurde, musste deswegen zuvor leider oft überschritten werden!

Mit der Zeit konnten wir jedoch dank einem eigenen Forschungsfonds – geäufnet mit meinem Anteil an den Nebeneinnahmen von Privatpatienten und ambulanten Patienten und Mitteln der Pharmaindustrie für klinische Studien und Vorträge – einen wissenschaftlichen Assistenten selbst finanzieren, zusätzlich zu den für die Einhaltung der Arbeitszeit-Limiten immer grösseren Zahl von Planstellen.

Als «Lohn» für dieses Engagement wurde ich von der medizinischen Fakultät der Universität Zürich zum Lehrbeauftragten ernannt. Viel wichtiger war und bleibt für mich jedoch, dass alle Oberärzte und Assistenten gute Ärzte wurden und die Höhenklinik weiterhin unterstützen und einige von ihnen später auch gute Freunde wurden!

Auch die Ausbildung von Medizinstudenten während ihren obligatorischen Praktika und die Aus- und Weiterbildung von Mitarbeitenden in der Pflege und Therapie waren mir von Anfang an ein grosses Anliegen. Insgesamt waren bis zu 20 % aller Mitarbeitenden in Wald jeweils in Aus- oder Weiterbildung begriffen, so auch in den verschiedenen Therapieberufen, in Küche, Hauswirtschaft und in der Verwaltung. Damit leistete die Klinik einen überproportionalen Anteil an der Ausbildung von dringend benötigten Mitarbeitern auch für andere Spitäler und erleichterte so aber auch die Rekrutierung von eigenem Personal in Wald.

Dank einer guten Dokumentation mit einem in der Klinik selbst entwickelten Patienten-Informationssystem «Phoenix» über den Verlauf und den Behandlungserfolg konnten wissenschaftliche Studien in der Höhenklinik leichter durchgeführt werden. Mit uns in Wald als «Launching Customer» und dank dem grossen Einsatz des dazu speziell freigestellten Assistenzarztes Adrian Müller konnte bereits 1996 zusammen mit der Parametrix Solutions AG eine eigene Klinik-Dokumentation parametrisiert werden. Damit konnten unsere Daten viel leichter ausgewertet werden.

«Phoenix» half uns nicht nur bei den in interdisziplinären Rapporten zu treffenden Therapieentscheiden für die Patienten, sondern auch zum besseren Nachweis des Therapieerfolgs in der Klinik insgesamt. So zum Beispiel in der Neurorehabilitation mit der sogenannten FIM-Skala (Functional Independence Measure). Mit den so generierten Daten konnten auch bei Vertragsverhandlungen mit den Krankenkassen und Versicherern bessere Tages-Taxen für die Höhenklinik bewirkt werden.

Die EDV-Einführung wurde dadurch für die Klinik auch kostengünstiger. Leider hatten wir aber für unseren grossen Einsatz bei der Programmentwicklung keine finanzielle Beteiligung für die Klinik vereinbart, wie man das heute wohl machen würde! Unser Klinikinformationssystem wurde später auch in einer 7. Version als «CMG Phoenix» (durch die CompuGroup Medical, CMG) weiterverkauft und läuft heute wohl immer noch in vielen Kliniken, nur leider seit 2020 nicht mehr in Wald selbst.

Damit konnten wir uns an mehreren kontrollierten und zum Teil auch randomisierten klinischen Studien beteiligen oder solche auch selbst planen und durchführen («Investigator initiated»), so zum Beispiel für die Behandlung der Tuberkulose:

Wir untersuchten, immer mit dem Einverständnis der Patienten und auch zusammen mit anderen Höhenkliniken, Möglichkeiten zur Verkürzung der Therapiedauer auf 6 Monate (Karrer 1985) und die Einführung einer fixen Kombination der drei Tuberkulosemedikamente Isoniazid, Rifampicin und Pyrazinamid in einer einzigen Tablette Rifater® (Brändli 1989). Da damit die Patienten nur noch eine viel kleinere Zahl von Tabletten einnehmen mussten, half dies mit, das Wachstum von medikamentenresistenten Keimen zu verhindern. Diese entstehen vor allem dann, wenn die Patienten ihre

Medikamente nicht regelmässig oder nur unvollständig einnehmen.

Dadurch konnte auch die ambulante medikamentöse Behandlung der heute noch jedes Jahr über 500 Tb-Kranken in der Schweiz, aber vor allem auch weltweit, vereinfacht und sicherer gemacht werden. Die Kosten für die Krankenversicherer und den Kanton für eine stationäre Tb-Behandlung in der Höhenklinik konnten dadurch reduziert werden. So zum Beispiel von 1973 bis 1992 von 11 100 auf 9375 Fr. pro Spitalaufenthalt. Ein Erfolg der modernen Chemotherapie!

Wenige Tage vor seinem Tod hat mein bis ins hohe Alter von 96 Jahren beeindruckend vitaler Vorgänger Eduard Haefliger 2005 seine letzte eigene Publikation zur Epidemiologie der Tuberkulose zur Veröffentlichung eingereicht. Er stellte darin die Prognose, dass die Tuberkulose bei uns frühestens in zwei bis drei Jahrzehnten ausgerottet werden könne, in Entwicklungsländern nicht einmal in einem Jahrhundert (Haefliger 2006).

Und er sollte Recht bekommen: Laut WHO erkranken auch heute noch weltweit jedes Jahr 10 Millionen Menschen an einer Tuberkulose und sterben leider immer noch jedes Jahr 1,4 Millionen an dieser heute medikamentös heilbaren Krankheit. Mehr als an jeder anderen Infektionskrankheit, ausser während die letzten beiden Jahre wegen Covid. 2021 hat die Zahl der Tb-Todesfälle leider sogar wieder auf 1,6 Mio. zugenommen!

Durch die Schaffung des seit 2001 jährlich verliehenen Swiss TB Preises der von mir mitgegründeten Schweizerischen Stiftung für Tuberkuloseforschung versuchten wir dazu beizutragen, dass auch heute in der Schweiz weiter nach wirksameren neuen Medikamenten, insbesondere für die Behandlung der resistent gewordenen Tuberkulosebakterien, geforscht werden kann https://www.swisstb.org/de/about-award.html.

Andere in Wald durchgeführte Studien zeigten die eindrückliche Abnahme des Leidensdrucks von an fortgeschrittener obstruktiver Lungenkrankheit (COLK) Erkrankten nach stationärer pulmonaler Rehabilitation in Wald. Diese Besserung hielt auch 6 Monate nach Austritt noch weiter an. Dazu wurde eine neue Messmethode erstmals vom Psychiater Stefan Büchi in der Klinik bei COLK angewandt, das sogenannte PRISM (Pictorial Representation of Illness and Self Measure):

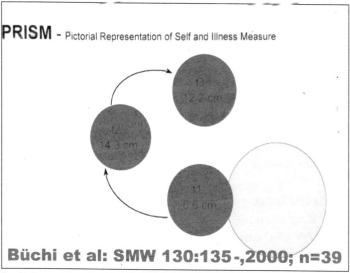

Der Stellenwert ihrer Krankheit, bei Klinikeintritt (t1), bei Austritt (t2) und 6 Monate (t3) nach dem Höhenklinik-Aufenthalt, im Leben von Patienten mit chronischer obstruktiver Lungenkrankheit

Eine weisse Platte wird den Probanden als ihr Leben und der gelbe Kreis darauf als das Zentrum ihres Lebens, ihr «Ich», definiert. Anschliessend wird eine rote kreisförmige Scheibe von 5 cm Durchmesser gezeigt, welche die «Krankheit» darstellt. Die Probanden werden aufgefordert, die rote «Krankheits»-Scheibe so zu platzieren, dass sie ausdrückt, welchen Platz die Krankheit zu diesem Zeitpunkt in ihrem Leben einnimmt (Büchi 2000).

Die Untersuchung einer hochkalorischen sogenannten «ZHW-Diät» zusammen mit unserer Ernährungsberaterin hatte zudem bereits zuvor gezeigt, dass damit untergewichtige Patienten mit fortgeschrittener COLK zuhause innert 8 ½ Monaten sogar im Mittel 7,4 kg zunehmen konnten, was für diese oft kachektischen Patienten einen sehr grossen Erfolg bedeutet (Ganzoni 1991).

Einer unserer Assistenzärzte, Milo Puhan, verfasste schliesslich einen Bericht zum Stellenwert der pulmonalen Rehabilitation bei COLK, welcher die zuständigen Bundesämter von der Notwendigkeit dieser Therapieform überzeugte und zu deren Kostenübernahme durch die Grundversicherung führte (Puhan 2003).

Später konnten sowohl für die kardiale wie für die pulmonale Rehabilitation eine gute Nutzen- und Kosteneffizienz auch für die ambulanten Rehabilitationsprogramme überzeugend belegt werden (Mosher 2022). Die ambulante pulmonale Rehabilitation wurde dank diesen Untersuchungen ebenfalls zur Pflichtleistung für die Krankenkassen in der Schweiz, allerdings ist dazu noch immer kein einheitlicher Kassentarif festgelegt worden!

Dank dieser Expertise konnten Chefärzte der Höhenklinik auch in verschiedenen Arbeitsgruppen zur Erarbeitung von

Richtlinien zur Anerkennung von Rehabilitations- und anderen Kliniken Einsitz nehmen, wie bei derjenigen für die pulmonale Rehabilitation, kardiale Rehabilitation, die Neurorehabilitation und für die Schlafmedizin.

Die folgenden vier grossen Forschungsarbeiten über Schlafapnoe, die Umweltstudie SAPALDIA, über Höhenmedizin und über Robotik in der Neurorehabilitation konnten nur dank der engagierten Mitarbeit und Unterstützung des Personals wie des Stiftungsrates der Klinik durchgeführt werden. Sie haben auch dabei mitgeholfen, den Bekanntheitsgrad der Höhenklinik weiter zu erhöhen:

Didgeridoo – als Behandlung des Schlafapnoesyndroms

Das obstruktive Schlafapnoesyndrom (OSAS) ist eine häufige Schlafstörung. Wie das gewöhnliche Schnarchen entsteht es dann, wenn die Weichteile der oberen Luftwege während des Schlafes kollabieren, so dass der Atemfluss gestört wird. Wenn er für mehr als 10 Sekunden ganz aussetzt, spricht man von Atemstillstand oder Apnoe. Dadurch wird die Schlafqualität eingeschränkt und sind die Patienten deshalb auch tagsüber vermehrt müde.

Während eines meiner Sabbaticals hatte ich 1980 im Bellevue Hospital in New York erstmals von dieser Krankheit gehört. Sie wurde damals noch, ziemlich brutal, mit einem Luftröhrenschnitt am Hals behandelt, einer Tracheotomie. Bereits damals experimentierten meine Kollegen dort bereits auch mit einer viel schonenderen nächtlichen Überdruckbeatmung durch die Nase, der heute zum Standard gewordenen CPAP-Therapie (Rapoport 1982). Leider verpassten sie die rechtzeitige

Patentanmeldung dafür. Das sehr lukrative Patent ging an den Australier Sullivan.

Wir in Wald haben die Australier jedoch 2005 «mit ihren eigenen Waffen», dem Didgeridoo, geschlagen, indem wir eine Alternative dazu vorschlugen. Das ging so:

2001 berichtete mir einer unserer Patienten, Alex Suarez, der mit seinem CPAP-Gerät nicht gut zurechtkam, dass sich sein störendes Schnarchen und seine Müdigkeit durch regelmässiges Didgeridoo-Spielen gebessert hätten. Diese Beobachtung wurde zum Thema in der Sendung «Puls» im Schweizer Fernsehen und damit bereits zu einer guten PR für die Höhenklinik.

In der Folge luden wir im Rahmen einer selbst initiierten, randomisierten Studie unsere Patienten ein, dies unter Anleitung durch den inzwischen zum Didgeridoo-Lehrer ausgebildeten Alex Suarez ebenfalls zu versuchen. Und zu unserer grossen Überraschung zeigten Untersuchungen in unserem Schlaflabor, dass ein viermonatiges tägliches Didgeridoo-Spielen die Zahl der Apnoen signifikant verminderte und die Patienten dadurch auch tagsüber weniger müde wurden (Puhan 2006).

Diese Publikation im British Medical Journal (BMJ) löste einen unerwartet riesigen Medienrummel aus. Dieser begann nach der offiziellen Mitteilung durch das BMJ am Vorabend in London bereits frühmorgens von Australien her und hielt bis spätabends von Kanada aus an. Einzig das Team von «10 vor 10» des Schweizer Fernsehens musste am Vorabend leider ohne Bildmaterial von Wald zurück nach Zürich, denn das BMJ hatte trotz unserer Bemühungen auf der Embargozeit von 23 Uhr am 23. Dezember 2005 bestanden. Ein Nichtbefolgen des Embargos hätte ein Publikationsverbot im BMJ für meine

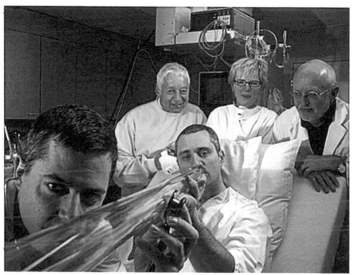

Didgeridoo-Spielen und gleichzeitig eine Laryngoskopie durch die Nase durch-
zuführen, eine Weltsensation für die TV-Sendung «MadLabs» von «National
Geographic», mit Milo Puhan ganz links unten im Bild und Alex Suarez am stan-
dardisierten Plustlk-Didgeridoo

Mitarbeiter, vor allem auch für den Erstautor Milo Puhan bedeutet.

Diese Arbeit wurde damit auch zur in den Medien am
meisten zitierten Publikation der Universität Zürich für jenes
Jahr!

Leider hängt der Erfolg dieser alternativen Behandlungsmöglichkeit für das OSAS sehr von der Ausdauer der Patienten
ab: Sie sollten täglich 10-20 Minuten Didgeridoo oder ein anderes Blasinstrument wie Alphorn, Oboe, Flöte oder Trompete
spielen oder einfach auch nur so lange singen können. Die Idee
wurde von den Logopäden aufgenommen, welche heute so-

genannte orofaziale Übungen mit Zunge und Gaumen mit ähnlichem Erfolg anwenden. Keinesfalls aber darf die CPAP-Therapie deswegen ohne ärztliche Kontrolle einfach abgesetzt werden. Die CPAP-Therapie ist bis heute die Standardtherapie des OSAS geblieben.

Quasi als «Belohnung» für diese aussergewöhnliche Studie mit einem unerwartet positiven Resultat und unseren Einsatz für das neue Gebiet der Schlafmedizin erhielten wir 2017 den «ignobel»-Ig Nobelpreis der Harvard Universität und damit erneut ein grosses Medien-Echo.

Ich erinnere mich noch gut an das überraschende Telefonat eines Schweizer Bankers, welcher mich und mein Team nach Boston zur Preisverleihung am 14. September 2017 einlud und zur Verschwiegenheit bis zu diesem Zeitpunkt verpflichtete. Ich glaubte zuerst an «Fake-News» und sagte ab. Erst nach Rücksprache mit Milo Puhan realisierte ich die grosse Bedeutung dieses Preises für uns alle.

Meine Co-Autoren unter Leitung von Milo Puhan nahmen den seit 1991 verliehenen alternativen Nobelpreis an der Harvard Universität in Boston entgegen, während ich gleichzeitig hier in der Tagesschau des Schweizer Fernsehens darüber interviewt wurde, unter dem Titel: *«Dank Didgeridoo kehrt wieder Frieden im Schlafzimmer ein.»* Die NZZ wie viele andere Zeitungen berichtete erneut ausführlich über die Studie als *«… seriöse Forschung, die einen zum Lachen bringt».* Der symbolische Preis bestand aus einer leider wertlosen 10-Billionen-Dollar-Note aus Simbabwe.

Mein ebenfalls erfolgreich wissenschaftlich tätiger zweiter Nachfolger als Lungenarzt in Wald, Privatdozent Marc Spielmanns, erhielt 2021 den SwissReha-Wissenschaftspreis für eine Publikation über Lungenentzündungen bei Schlaganfall-

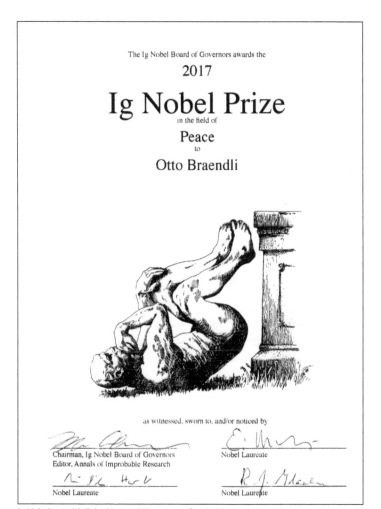

The Ig Nobel Board of Governors awards the

2017

Ig Nobel Prize

in the field of

Peace

to

Otto Braendli

as witnessed, sworn to, and/or noticed by

Chairman, Ig Nobel Board of Governors
Editor, Annals of Improbable Research

Nobel Laureate

Nobel Laureate

Nobel Laureate

Ig Nobelpreis 2017 der Harvard Universität für die Didgeridoo-Studie patienten mit Schluckstörung (Pekacka 2021) und 2022 den Posterpreis der Deutschen Gesellschaft für Pneumologie.

«SAPALDIA» – die Schweizer Umweltstudie in Wald

Die Höhenklinik Wald hat dank der Teilnahme an der Schweizer Kohortenstudie SAPALDIA über die gesundheitlichen Auswirkungen der heutigen Lebensumstände wohl ihre grösste nationale und internationale Bekanntheit erlangt, ähnlich der weit berühmteren amerikanischen Framingham-Studie in Massachusetts!

Dazu werden seit 1991 in der Höhenklinik Wald 1518 zufällig ausgewählte Erwachsene aus den Gemeinden Wald und Dürnten regelmässig bis heute weiter untersucht. Zusammen mit allen acht an der Studie beteiligten Zentren waren es anfänglich in der ganzen Schweiz insgesamt 9651 Teilnehmer. Im gleichen Zeitraum wurden neben ihren Gesundheitsdaten kontinuierlich auch die Luftqualität, das Klima, ihre beruflichen und sozialen Verhältnisse und sogar ihre Kinder und Eltern mit untersucht. Unter dem Kürzel SAPALDIA (Swiss Study on Air Pollution and Lung & Heart Disease in Adults) finden sich darüber mehr als 160 Publikationen. Im Internet gibt es dazu bereits mehr als eine Million Einträge. SAPALDIA hat auch wesentlich dazu beigetragen, dass in der Schweiz bereits in den 90er Jahren die weltweit strengsten Umwelt-Standards eingeführt werden konnten: https://www.swisstph.ch/en/topics/non-communicable-diseases/human-biomonitoring/sapaldia-de/.

Schon seit den 80er Jahren war das Thema Umwelt in der Schweiz aktuell. Zuerst wurde allerdings nicht die Gesundheit der Menschen, sondern das Waldsterben mit der Luftverschmutzung in Zusammenhang gebracht. Ein nationales Forschungsprogramm (NFP26) sollte jetzt auch die gesundheitlichen Folgen der Luftverschmutzung insbesondere auf die drei wichtigsten Lungenerkrankungen Asthma, chronische Bronchitis und die chronische obstruktive Lungenkrankheit (COLK) untersuchen.

Dank dem gleichzeitig erfolgten Ausbau eines Netzwerks von Luftmessstationen (Nationales Beobachtungsnetz für Luftfremdstoffe, NABEL) und der visionären Zusammenarbeit der in den acht Untersuchungszentren (Aarau, Basel, Davos, Genf, Lugano, Montana, Payerne und Wald) tätigen Pneumologen und von Epidemiologen, Lufthygienikern, Meteorologen und Statistikern – insgesamt mehr als 50 Forschenden – gelang es, dafür 1991 vom Nationalfonds ein Budget von 6,7 Millionen Fr. zu erhalten. Für die weiteren Untersuchungen in den Jahren 2002 und 2011 wurden zusätzlich weitere 10 Millionen Fr. benötigt. Dafür bewilligte jedoch der Nationalfonds nur 7,6 Millionen. Der Rest musste bei den Kantonen und Lungenligen «zusammengebettelt» werden.

Während der Kanton Zürich auf mein Gesuch 1991 bereits die Kosten von 200000 Fr. für den Aufbau und von 160000 Fr. pro Jahr für den Betrieb einer Luftmessstation in Wald übernommen hatte, gelang es mir 2001, mit dem Einsatz der Medien und einer kantonsrätlichen Intervention nochmals 400000 Fr. aus dem Fonds für Gemeinnützige Zwecke vom Kanton dafür zu bekommen.

Die Walder Bevölkerung reagierte äusserst positiv auf die Einladung zur Untersuchung. Wir hatten zu Beginn aus dem Einwohnerregister von Wald 2500 nach dem Zufallsprinzip ausgewählte 18- bis 60-Jährige angeschrieben. Ganze 62%

davon stellten sich für eine mehrstündige Untersuchung in der Höhenklinik ohne jegliche Entschädigung zur Verfügung! Diese ausgezeichnete und schweizweit auch höchste Beteiligung war wohl auch der ausführlichen Orientierung von Behörden, Medien und speziell der Ärzteschaft zu verdanken. Nicole Probst-Hensch – eine SAPALDIA-Wissenschaftlerin der ersten Stunde und heute Professorin in Basel und seit über 10 Jahren Projektleiterin von SAPALDIA am Swiss TPH (Swiss Tropical and Public Health Institute) – hatte damals auch alle Gemeinden auf dem Montana-Plateau aufgesucht, um dort aus den Karteien in deren Einwohnerregister eigenhändig ebenfalls eine solche Stichprobe wie in Wald zu ziehen.

Für die Messung der Feinstaubbelastung musste ich 1990 selbst die schweren Messköpfe von der Harvard Universität in meinem Fluggepäck von Boston nach Zürich bringen!

Überhaupt war in der Schweiz viel Pionierarbeit für die dabei verwendeten Mess- und Untersuchungstechniken mit SAPALDIA verbunden. So wurde zum Beispiel die Messung der Lungenfunktion schweizweit standardisiert und konnten dazu auch neue Sollwerte für die Schweizer Bevölkerung generiert werden, die später auch im Ausland übernommen wurden (Brändli 1996).

Dabei spielte der aus Davos stammende und an der Universität Basel tätige Studienkoordinator Nino Künzli, der spätere Professor für Public Health, eine wichtige Rolle. Als lokalen Studienleiter von Beginn der Studie an in Wald hat mich nach 2011 mein Nachfolger Alexander Turk abgelöst.

In den Jahre 2002 und 2011 wurden die ausgewählten Personen zusätzlich auch auf ihre Herzgesundheit untersucht. Zudem wurde, initiiert von Nicole Probst-Hensch, mit ihrem Einverständnis auch eine Gen-Datenbank über sie eröffnet. Das

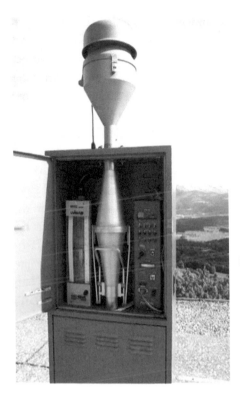

Feinstaubmessung mit dem Partikelfilter für PM10 (Partikel-Grösse < 10 μ) auf dem Klinikdach in Wald mit Blick auf die Linth Ebene für die SAPALDIA (Swiss cohort study on Air Pollution and Lung & Heart Disease in Adults)

heisst, dass zusätzlich Blutproben für die spätere Untersuchung auf genetische Veränderungen in Tiefkühlschränken in Basel und Zürich anonymisiert aufbewahrt wurden. Inzwischen hat Nicole Probst-Hensch im neuen Gebäude des Swiss TPH in Allschwil daraus die einzige bevölkerungsbezogene nationale Biobank etabliert – eine weltweit anerkannte SAPALDIA-Forschungsressource auch für die nächste Generation!

So können auch in Zukunft weitere wertvolle Erkenntnisse nicht nur für die Prävention von Lungen- und Herz-Krankheiten, sondern auch von anderen chronischen Erkrankungen gewonnen werden. Sehr eindrücklich war zum Beispiel, dass bei 10 % der passivrauchenden Kinder unserer Teilnehmer bereits im Alter von 8 bis 20 Jahren eine Wandverdickung der Halsschlagader im Ultraschallbild als erstes Zeichen einer Arterienverkalkung, einer Arteriosklerose, nachweisbar war.

Die Auswertung der SAPALDIA-Studie hat klar gezeigt, dass die Luftverschmutzung die altersbedingte Abnahme der Lungenfunktion beschleunigt und zu vermehrten Erkrankungen der Atemwege und des Herzkreislaufsystems führt. Erstmals wurden auch für die Schweiz präzise Daten über die Häufigkeit dieser Krankheiten erhoben. So litten 6,8 % der Erwachsenen an Asthma und 7,8 % an COLK. Eine gute Nachricht ist, dass die Luftverschmutzung in der Schweiz in den ersten 20 Untersuchungsjahren zwar deutlich abgenommen hat, eine schlechte, dass vor allem die Grenzwerte für Feinstaub auch heute noch regelmässig überschritten werden. Die Feinstaub-Konzentration gemessen als PM10 war dabei zwar auch in Wald rückläufig und nach Montana und Davos die drittniedrigsten in der Schweiz.

Während die Framingham-Studie in den USA die Bedeutung von Risikofaktoren wie Hypertonie, Cholesterin, aber auch des Rauchens auf die Arteriosklerose beweisen konnte, hat SAPALDIA erstmals gezeigt, dass leider bereits die relativ «saubere» Luft in der Schweiz insbesondere wegen der Verschmutzung durch Feinstaub Lungenschäden verursacht.

Erfreulicherweise führten die darauf erlassenen Schweizer Luftreinhalteverordnung mit Massnahmenplänen, sowie technischen Innovationen und Investitionen zu einem Rückgang der Luftverschmutzung im Vergleich zu 1990 und sind heute auch weniger Menschen davon betroffen. Das SAPALDIA-Forschungsteam konnte einen klaren Zusammenhang zwischen dem Rückgang der Luftverschmutzung zwischen 1991 und 2002 und einer besseren Gesundheit nachweisen: weniger Husten und Atemnot, bessere Lungenfunktion. Wie gross der gesundheitliche Nutzen selbst von geringen Verbesserungen der Luftverschmutzung ist, konnten wir so bereits früh aufzeigen (Künzli 2000).

SAPALDIA hatte direkte Auswirkung auf politische Entscheide: So wurde 1997 ein niedrigerer Grenzwert für die Feinstaubkonzentration PM10 festgelegt und die Transitgebühr für die Durchfahrt von Lastwagen durch die Schweiz erhöht. Dieses Maut-System stiess zunächst auf Widerstand, inzwischen haben es aber Länder wie Frankreich und Österreich kopiert und, sogar Deutschland plant die Einführung einer Autobahnvignette. Zudem wurden von uns Vorstösse beim Bund für periodische Funktionskontrollen der Dieselpartikelfilter angestossen.

Eine der ersten Beobachtungen in der Studie war allerdings auch für uns überraschend: Nicht nur das Rauchen selbst, sondern auch bereits das Passivrauchen allein führte zu mehr Krankheitssymptomen! SAPALDIA ist eine der ersten Studien weltweit, welche die Effekte des Passivrauchens wissenschaftlich analysiert hat: Je mehr eine Person dem Tabakrauch anderer ausgesetzt ist, umso häufiger treten Atemprobleme auf. Das ist besonders dann der Fall, wenn die Person einen verrauchten Arbeitsplatz hat. SAPALDIA konnte auch empfindlichere Personengruppen identifizieren, welche zwar scheinbar gesund sind, aber dennoch besonders stark unter Passivrauch leiden.

Diese Resultate waren entscheidend für die Verschärfung der Gesetzgebung zum Schutz vor Passivrauch. Sie waren auch der Grund für mich, zusammen mit der Lungenliga für eine gesetzliche Raucherregelung in Zürcher Restaurants zu kämpfen. So konnten wir am 28. September 2008 die Abstimmung über die kantonale Volksinitiative «zum Schutz vor Passivrauch» gewinnen.

Im Jahr 2017 wurden in einer vierten Querschnittsstudie von SAPALDIA bei 1500 Teilnehmern, viele bereits im Pensionsalter, ihre körperliche und geistige Leistungsfähigkeit, ihre sozioökonomischen Verhältnisse, aber auch die Genetik, zum Beispiel die Länge ihrer Chromosomen-Telomere und Marker für den oxydativen Stress, untersucht. Zusätzlich wurden auch die Nachkommen der Probanden und sogar deren Grosseltern mit zur Untersuchung eingeladen, als eine lebenslange Drei-Generationen-Studie!

Es bleibt interessant zu sehen, wie sich die Gesundheit bei den Teilnehmern weiterentwickelt. Gegenwärtig läuft die fünfte Untersuchungsreihe mit Hilfe von Fragebogen.

Höhenmedizin

Prof. Konrad E. Bloch, der ehem. leitende Arzt und stellvertretende Direktor der Klinik für Pneumologie des USZ, hat diesen Beitrag über Höhenmedizin und Forschungsprojekte geschrieben, an welchen auch Höhenklinikmitarbeiter wie Dr. Alexander Turk und Frau Dr. Tsogyal Latsang beteiligt waren:

Physiologische Auswirkungen der Höhe

Noch in der ersten Hälfte des 20. Jahrhunderts wurden zahlreiche Höhenkliniken in der Schweiz und anderen Ländern erbaut. Dort sollten Patienten mit Tuberkulose im sonnigen und, nach damaliger Ansicht, heilenden Klima der Berge behandelt werden. Nach heutigen Massstäben überzeugende, wissenschaftliche Evidenz für diese Annahme gab es allerdings nicht. Erst ab der 2. Hälfte des 20. Jahrhunderts wurden, stimuliert durch Bedürfnisse der Luft- und Raumfahrt, Auswirkungen der Höhe auf die Physiologie und Gesundheit des Menschen systematisch untersucht. Heute wissen wir, dass die Effekte eines Höhenaufenthalts auf den Körper äusserst vielfältig sind und von der erreichten Höhe, der Aufstiegsgeschwindigkeit, der Aufenthaltsdauer und verschiedenen weiteren Faktoren beeinflusst werden (Bloch 2008).

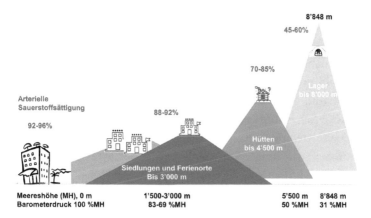

Barometerdruck, Höhe und arterielle Sauerstoffsättigung bei einer gesunden Person in Ruhe

Der Barometerdruck und damit der Sauerstoffpartialdruck in der Einatmungsluft nehmen mit zunehmender Höhe exponentiell ab. Auf 5500 m über Meer betragen sie z. B. nur etwa die Hälfte des entsprechenden Druckes auf Meereshöhe. Die arterielle Sauerstoffsättigung sinkt entsprechend mit zunehmender Höhe. Die Sauerstoffkonzentration in der Luft bleibt dagegen unverändert bei ca. 21 %.

Der Sauerstoffmangel in der Höhe hat zur Folge, dass wichtige, sauerstoffabhängige Körperfunktionen eingeschränkt sind. Zu den auch subjektiv unmittelbar wahrnehmbaren physiologischen Reaktionen auf eine Höhenexposition gehören ein Anstieg der Herzfrequenz und eine vertiefte und beschleunigte Atmung, welche das Sauerstoffangebot in den Lungen innert Sekunden erhöht. Weitere, im Verlauf von Stunden, Tagen oder Wochen erfolgende, umfassende physiologische Anpassungen betreffen den gesamten Organismus. Diese durch Sauerstoffmangel ausgelösten Vorgänge werden Akklimatisation genannt. Die Fähigkeit des Körpers, sich an Sauerstoffmangel in der Höhe anzupassen, ist jedoch beschränkt und in grösseren Höhen ungenügend. Dies kann die körperliche und geistige Leistungsfähigkeit einschränken und periodische Schwankungen der Atemtiefe mit anfallsartiger nächtlicher Atemnot, Kopfschmerzen, Konzentrationsstörungen und Schlafstörungen verursachen (Bloch 2010; Latsang 2013).

Auch klimatische Veränderungen in der Höhe, wie die Abnahme der Temperatur und Luftfeuchtigkeit, die vermehrte Ultraviolett Strahlung und Änderungen der Konzentration verschiedener Allergene, können gesundheitliche Auswirkungen haben.

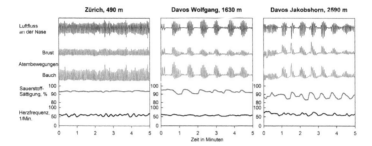

Atemmuster und arterielle Sauerstoffsättigung in der Höhe

Die Aufzeichnungen wurden im Rahmen von Schlafuntersuchungen bei Dr. Otto Brändli durchgeführt, der im Jahr 2010
als gesunder Proband an einer Studie über physiologische Auswirkungen eines Höhenaufenthaltes teilnahm (Latsang 2013).
Im Vergleich zu Zürich (490 m), ist die arterielle Sauerstoffsättigung bereits in Davos Wolfgang (1630 m) und noch aus-
geprägter in Davos Jakobshorn (2590 m) deutlich reduziert. Zudem ist auf 1630 m und 2590 m das Phänomen der periodischen
Höhenatmung zu erkennen, d. h. zyklische Schwankungen der
Atmung mit intermittierenden Unterbrüchen (Apnoen).

Akute Höhenkrankheiten

Erfolgt ein Höhenaufstieg zu rasch, können auch bei sonst gesunden Touristen und Bergsteigern akute Höhenkrankheiten
auftreten. Die häufigste Form ist die akute Bergkrankheit. Sie
tritt innert einiger Stunden bis 1–2 Tagen bei 30–60 % der Personen auf, die von Meereshöhe direkt auf über 3000–4500 m
aufsteigen. Die Diagnose kann anhand der typischen Symptome wie Kopfschmerzen, Appetitlosigkeit, Übelkeit, Erbre-
chen, Schwindel, Schwäche und Erschöpfung durch die Be-

troffenen selbst gestellt oder durch Befragung erfasst werden. Wird die akute Bergkrankheit nicht behandelt, kommt es bei Verbleiben auf der gleichen Höhe oder gar weiterem Aufstieg bei ca. 1 % der Bergsteiger auf Höhen über 3000 m zu einer Schwellung des Gehirns, dem Höhen-Hirnödem. Dies ist ein lebensbedrohlicher Zustand, der mit starken Kopfschmerzen und zunehmender Bewusstseinstrübung einhergeht. Eine weitere seltene, akute Höhenkrankheit, die bei ca. 4 % der Bergsteiger nach raschem Aufstieg auf über 4000 m beobachtet wird, ist das Höhen-Lungenödem. Ein internationales Team mit Forschern aus Zürich konnte zeigen, dass dieses durch einen übermässigen Druckanstieg im Lungenkreislauf unter sauerstoffarmen Bedingungen verursacht wird. Die Betroffenen leiden unter massivem Sauerstoffmangel, Atemnot bei geringer Belastung, Husten und teilweise blutigem Auswurf. Ist ein Abstieg oder eine Behandlung mit Sauerstoff oder Medikamenten nicht möglich, kann die Erkrankung zum Tod führen.

Das Risiko, Höhenkrankheiten und andere unerwünschte gesundheitliche Auswirkungen bei einem Höhenaufenthalt zu erleiden, kann durch eine sorgfältige Vorbereitung und eine optimale Gestaltung des Aufstiegs mit genügend Zeit für die Akklimatisation deutlich vermindert werden. Zur Prävention können zudem verschiedene Medikamente eingesetzt werden (Maggiorini 2006; Furian 2022).

Auswirkungen der Höhe bei Patienten mit Vorerkrankungen

Mit dem Ausbau von Verkehrsmitteln und Infrastruktur in Bergregionen ist es heute nicht nur für gesunde, gut trainierte Bergsteiger möglich, in hoch gelegene Bergregionen aufzusteigen, sondern auch für ältere, körperlich weniger leistungsfähigere Touristen oder Patienten mit Vorerkrankungen des Herzens oder der Lungen, deren Leistungsfähigkeit krankheitsbedingt bereits im Tiefland eingeschränkt ist.

Um eine wissenschaftlich fundierte Grundlage für die Beratung und Betreuung von Patienten mit pneumologischen Erkrankungen, die einen Höhenaufenthalt planen, zu schaffen, führten wir eine Reihe von Studien bei Patienten mit verschiedenen Vorerkrankungen in Davos, St. Moritz, auf dem Säntis und in Bergregionen im Ausland durch. Die Orte wurden so ausgewählt, dass ihre Höhenlage beliebten Ferienzielen von Touristen aus dem Unterland entspricht und damit für Patienten relevant ist.

Erste Untersuchungen wurden bei Patienten mit obstruktivem Schlafapnoe Syndrom durchgeführt, einer Atemregulationsstörung, die mit einer Prävalenz von 4-8 % sehr häufig ist (Nussbaumer-Ochsner 2010). Die übliche Behandlung besteht in der nächtlichen Anwendung eines Beatmungsgeräts, welches über eine Nasen- oder Mund-Nasenmaske einen kontinuierlichen Überdruck auf die Atemwege ausübt (continuous positive airway pressure, CPAP-Therapie) und damit die Atemunterbrüche verhindert. Da die CPAP-Ausrüstung unhandlich ist, überlegen sich viele Patienten, ob sie während Ferien in den Bergen auf das CPAP-Gerät verzichten können. Sie sind aber verunsichert, da sie nicht wissen, ob ein Behandlungs-Unterbruch während eines Höhenaufenthalts mit Risiken verbunden wäre, bzw. ob die Behandlung angepasst werden müsste. In der erwähnten Studie wurden Patienten mit obstruktivem Schlafapnoe Syndrom gebeten, ihre CPAP-Therapie für ein paar Tage abzusetzen. Anschliessend wurden sie in Zürich und während eines Aufenthalts in Davos im Hotel Schatzalp (1860 m) und auf dem Jakobshorn (2590 m) untersucht. Bei den Schlafuntersuchungen in Davos stellten wir im Vergleich zu Zürich eine deutlich verminderte arterielle Sauerstoffsättigung und eine massive Zunahme der Atemunterbrüche fest. Auch ein Blutdruckanstieg und vermehrte Herzrhythmusstörungen waren zu verzeichnen. Tagsüber war die Konzentrationsfähigkeit der Patienten in der Höhe eingeschränkt, wie Fahrsimulator Tests eindrücklich zeigten:

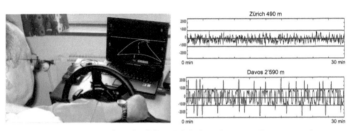

Fahrsimulator Tests in Zürich und auf dem Jakobshorn bei einem Patienten mit obstruktivem Schlafapnoe Syndrom

Die Aufgabe bestand darin, während 30 Minuten mit einem Steuerrad ein simuliertes Fahrzeug so zu lenken, dass es möglichst im Zentrum einer auf dem Computerbildschirm dargestellten gewundenen Strasse blieb. Im vorliegenden Beispiel gelang dies in Zürich gut, während die Fahrspur auf dem Jakobshorn in Davos auf 2590 m Höhe sehr instabil war und es mehrmals zum Überfahren des Strassenrands kam.

In weiteren Untersuchungen konnten wir zeigen, dass eine CPAP-Therapie allein die höhenbedingte Zunahme der Apnoen nur unvollständig verhindern konnte. Wurde jedoch eine CPAP-Therapie mit computergesteuerter Maskendruckanpassung (sog. autoCPAP) in Kombination mit dem auch bei akuter Bergkrankheit verwendeten, atemstimulierenden Medikament Acetazolamid eingesetzt, waren die Atmung, die Schlafqualität und das Befinden der Patienten am Tag auch in der Höhe kaum beeinträchtigt (Latsang 2012).

Bei Patienten mit der ebenfalls häufigen chronischen obstruktiven Lungenkrankheit (chronic obstructive pulmonary disease, COPD) führt eine, meist durch Zigarettenrauchen bedingte, chronische Entzündung der Bronchien mit übermässiger Schleimproduktion zur Verengung der Atemwege und zur teilweisen Zerstörung des Lungengewebes. Der Gasaustausch ist daher beeinträchtigt und die Patienten leiden unter Husten, Auswurf und Atemnot bei Anstrengungen oder sogar in Ruhe. Trotzdem möchten sie gerne ein normales Leben führen und viele wünschen, ihre Angehörigen oder Freunde bei Ausflügen in die Berge zu begleiten.

Im Rahmen von Studien bei COPD-Patienten in Davos (Höhenklinik Clavadel, 1650 m, und Jakobshorn, 2590 m) und in St. Moritz Salastrains (2050 m) beobachteten wir erwartungsgemäss einen im Vergleich zu Gesunden deutlich verstärkten, höhenbedingten Abfall der arteriellen Sauerstoffsättigung (Tan 2020). Einige Patienten litten unter allgemeinem Unwohlsein, Atemnot und weiteren Beschwerden, die eine Sauerstoffgabe und eine medikamentöse Behandlung erforderten. Eine vorbeugende Behandlung mit Acetazolamid reduzierte die unerwünschten gesundheitlichen Auswirkungen der Höhe deutlich (Furian 2022).

Bei Patienten mit Asthma wurde postuliert, dass die geringere Pollen- und Milben-Konzentration bei einem Aufenthalt in den Bergen eine Stabilisierung der Atemwegserkrankung bewirken könne. Zur Prüfung dieser Hypothese führten wir eine Studie durch, bei der Patienten mit schlecht kontrolliertem, allergischem Asthma an einem 3- wöchigen Rehabilitationsprogramm teilnahmen (Saxer 2019). Nach zufälliger Einteilung wurde die Behandlung entweder in einer Höhenklinik auf 3100 m oder in einer Klinik auf 760 m durchgeführt. In beiden Gruppen wurde gleichermassen eine signifikante Verbesserung der Asthma-Symptome und eine Stabilisierung der Lungenfunktion erzielt. Die in der Höhenklinik Behandelten schätzen die in den Bergen verbrachte Zeit sehr.

Weitere Untersuchungen bei Patienten mit Lungenarterienhochdruck haben gezeigt, dass sie einen Aufenthalt auf dem Säntis (2450 m) mehrheitlich ohne schwerwiegende Probleme geniessen können (Schneider 2021). Untersuchungen zur Verbesserung der Höhentoleranz bei pulmonaler Hypertonie und bei weiteren Erkrankungen sind zurzeit noch im Gange.

Neuere Forschungsprojekte haben dazu beigetragen, dass das Risiko von unerwünschten gesundheitlichen Auswirkungen eines Höhenaufenthalts sowohl bei Gesunden als auch bei Patienten mit verschiedenen pneumologischen Erkrankungen besser beurteilt und durch geeignete Massnahmen reduziert werden kann. Die früher erhoffte gesundheitsfördernde Wirkung eines Höhenaufenthalts bei Lungenkranken hat sich bisher wissenschaftlich nicht bestätigt. Weitere Untersuchungen sind notwendig, um zu zeigen, ob gewisse Gruppen von Patienten von einer Behandlung in einer Höhenklinik mehr profitieren könnten als im Unterland.

Robotik in der Neurorehabilitation – Computergestützte Therapien in der Zürcher Höhenklinik Wald

(Beitrag von Javier Blanco)

Schon früh erkannte man in der ZHW, dass computergestützte Therapien eine ideale Ergänzung zu den klassischen, Therapeuten basierten Therapien darstellten.

Mit der Inbetriebnahme des Lokomaten 2009 erfolgte ein wichtiger Schritt in diese Richtung und die ZHW setzte in der Folge zunehmend neueste Technologien in der Rehabilitation neurologischer Patienten ein.

Dank des Lokomats können sich Therapeuten ganz auf den Patienten und die eigentliche Therapie konzentrieren. Das erhöht die Sicherheit und die Personaleffizienz und führt damit zu höherer Trainingsintensität.

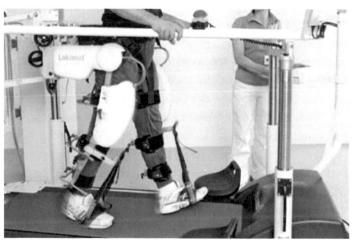

Gangroboter Lokomat der Firma HOCOMA

Von entscheidender Bedeutung war dabei die Zusammenarbeit mit den Herstellern dieser Produkte. Die ZHW trug dazu bei, diese für den Einsatz in der Praxis zu optimieren. So zum Beispiel mit der guten Zusammenarbeit mit der Firma Hocoma, welche den Lokomaten vertreibt und deren verschiedenste Geräte in der ZHW eingesetzt und evaluiert wurden:

Hervorzuheben ist in diesem Zusammenhang auch die 2011 abgeschlossene Studie in Zusammenarbeit mit der ETH Zürich zur robotergestützten Rehabilitation von Arm-Paresen.

Ziel der Studie war es, den Einfluss des aufgabenspezifischen, robotergestützten Armtrainings auf die funktionelle Erholung bei Schlaganfallpatienten.

Eine schwerwiegende und sehr häufige neurologische Störung nach einem Schlaganfall ist eine persistierende Arm-Parese. Ergo- und Physiotherapie nehmen auch zur Vermeidung von Folgeschäden in der klinischen Behandlung dieser Paresen eine zentrale Rolle ein.

Es gibt Hinweise, dass das Wiedererlernen von Armfähigkeiten durch intensive repetitive Bewegungen beeinflusst werden kann. Deshalb wurde von der ETH Zürich in Zusammenarbeit mit der Uniklinik Balgrist der Roboter ARMin entwickelt, der den Arm des Patienten führt und unterstützt:

Nach ausführlichen technischen Tests des Geräts und ersten Untersuchungen am Patienten wurde die klinische Wirksamkeit dieser ARMin-Therapie an einer grösseren Gruppe von Patienten im Rahmen einer kontrollierten Studie untersucht (Klamroth 2014).

Verantwortliche Ansprechpartnerin der Studie an der Zürcher Höhenklinik Wald war unsere Co-Chefärztin Morena Felder.

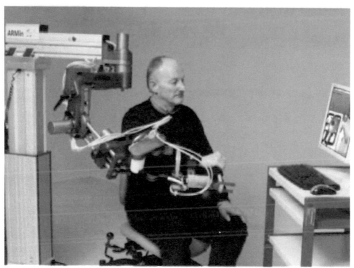

Exoskelett-Roboter ARMin

Die Studie zeigte, dass eine Neurorehabilitationstherapie, die ein aufgabenorientiertes Training mit einem Exoskelett-Roboter beinhaltet, die Verbesserung der motorischen Funktion eines chronisch beeinträchtigten paretischen Arms nach einem Schlaganfall effektiver fördern kann als eine konventionelle Therapie.

Für die praktische Arbeit in den Kliniken und somit auch in der ZHW galt, dass die Kombination von Robotik gestützter und konventioneller Therapie der alleinigen konventionellen Ergo- und Physiotherapie bei Schlaganfall-bedingten Armparesen vorzuziehen war.

143

Wald und Davos – zwei Schwesterkliniken

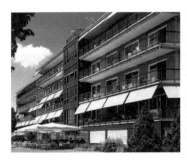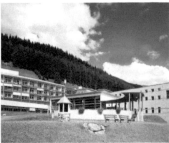

Rückblickend hätte ich mich wohl vor meiner Bewerbung mehr für die Geschichte der Höhenkliniken interessieren sollen, nachdem sich nach der Einführung der neuen Medikamente nach 1950 bereits der Rückgang der Tuberkulose abgezeichnet hatte.

Erst nach meinem Stellenantritt in Wald konnte ich in einem alten Protokoll aus dem Jahre 1960 lesen, dass schon damals in der Gesundheitsdirektion des Kantons Zürich darüber gesprochen wurde, dass zuerst die Klinik Altein in Arosa und dann auch die Klinik in Davos-Clavadel zu schliessen respektive wieder als Hotel zu verkaufen seien. Wald jedoch sollte jedoch am längsten in Betrieb bleiben können. Später erhielt ich zusätzlich noch eine deutliche Warnung von einem früheren Chefarzt der Klinik Altein, Prof. Ernst Tanner, «... *ich solle mich vor Clavadel und dem Einfluss seines Chefarztes in Acht nehmen*»!

Hätte ich damals den Ausbau und den Neubau der «Schwesterklinik» unserer gemeinsamen Stiftung in Davos verhindern können?

Hätte dies die spätere Konkurrenzsituation vermeiden lassen?

– Ich weiss es nicht!

Auch in Clavadel gab es nämlich wie in Wald 1985 bereits eine Baukommission und 1990 dank dem Einsatz von Heinrich Limacher, einem Berater der Gesundheitsdirektion in Zürich, auch ein Vorprojekt für eine Gesamtsanierung, mit Kosten von 47 Mio. Franken, allein für die erste Etappe.

In Davos waren 1889 die ersten Tb-Sanatorien im Hochgebirge eröffnet worden. Davos wurde so zum wohl bekanntesten Kurort in den Alpen. Nach Thomas Mann 1924 haben noch viele Autoren die spezielle Entwicklung von Davos zu einem «*Mekka der Schwindsüchtigen*» beschrieben, zuletzt auch Andreas Lesti (Lesti 2022). Die modernen Davoser Sanatoriumsbauten in Stahlbeton mit ihren Südterrassen und Flachdächern und mit hygienischen Linoleumböden wurden zum Standard und gingen in die Architekturgeschichte ein (Medici 2003; Aschenbeck 2014).

Deshalb war es auch naheliegend, dass die Stiftung wegen akutem Bettenmangel in Wald im Jahre 1918 dort in Clavadel ein 1913 erbautes englisches Privatsanatorium gekauft hatte und seither 120 Betten für Tb-Kranke auf 1660 m Höhe betrieb.

Nach dem Rückgang der Tb war 1969 durch Prof. Paul Frick, meinem damaligen Klinikdirektor im USZ, ein Gutachten über den weiteren Erhalt der drei Zürcher Höhenkliniken erstellt worden. «*Die Tuberkuloseabteilung in Wald wird bis in alle Zukunft aufrechterhalten werden müssen, da nicht alle Patienten die Höhe von Arosa oder Clavadel ertragen*», schrieb er und wies Clavadel die internmedizinischen Erkrankungen und chronische posttraumatische Infekte zu. In der Folge kam es dann 1978 zur Schliessung der Klinik Altein in Arosa.

Unter dem neuen Verwaltungsdirektor Peter Büchi wurde die Höhenklinik Davos-Clavadel von 1991 an ebenfalls etappenweise vollständig erneuert. Peter Büchi schreibt mir dazu Folgendes:

Trotz der rund 10-jährigen Bautätigkeit mit vielen Provisorien und viel Lärm haben in Clavadel die Mitarbeiterinnen und Mitarbeiter (fast) ausnahmslos am gleichen Strick gezogen. Neben dem Klinikbetrieb hatte ich noch diverse Nebenaufgaben wie als Präsident der Wasserversorgung Clavadel, Vorsitz der Perimeter Genossenschaft Alpstrasse, Aufsicht über das Sporthotel Clavadel und den Unterhalt der Alphütte Clavadel ...

Als eine äusserst wichtige Aufgabe wurde mir die Sicher- und Bereitstellung der Finanzen für die gesamte Bautätigkeit mit Stiftungsgeldern, wenn nötig mit Bankkrediten und mit zeitgerechten Beiträgen der Gesundheitsdirektion in Zürich übertragen. Nicht immer einfach, es gelang aber tadellos trotz einigen Störmanövern von Exponenten in der Gesundheitsdirektion.

Die Eckpfeiler dieses Finanzierungsmodells waren:
- die Kliniken Wald und Clavadel konnten den Investitionsanteil der Einnahmen von Halbprivat- und Privatpatienten als Rückstellung und für die Baufinanzierung einsetzen
- eine Kreditzusage musste bei der ZKB eingeholt werden für den Fall, dass die GD nicht rechtzeitig Mittel zur Verfügung stellte
- vom Ertrag aus Anlagen der Stiftung wurden jährlich 350 000 Fr. als Rückstellung verbucht für Zinsen, die bei der ZKB für diese Kredite anfielen

Dieser letzte Punkt brauchte viel Überzeugungskraft, um vom Stiftungsrat genehmigt zu werden. Die gesamten Baukosten betrugen 89 Mio. Fr. Nach der Genehmigung der Bauabrechnung für die Klinik Davos konnten nicht beanspruchte Rückstellungen der Stiftung von rund 1 Mio. wieder aufgelöst werden.

Von September 2000 bis 2002 arbeitete ich drei Tage pro Woche in Wald und zwei Tage in Davos. Da hatten wir dann auch wieder sehr engen Kontakt zusammen und es gelang, die anfänglichen Vorbehalte gegen den «Davoser» abzubauen und einige Änderungen zusammen zu realisieren.

In meiner Zeit in Wald gelang folgendes:
- die gedeckte Klinikvorfahrt
- die Freigabe des Verwaltungstraktes zu Gunsten von medizinischen Räumen
- der Bau des Provisoriums für den Verwaltungsbereich
- die Erweiterung der Cafeteria/Restaurant im EG
- der neue Empfangsbereich der Klinik und die Beibehaltung der Postfiliale

Ende 2001 wurde die Zusammenführung der beiden Kliniken mit einem Fest in Linthal vollzogen. Damit war mein Engagement in Wald beendigt.

In Clavadel wurde die Innere Medizin unter Leitung von Chefarzt Peter Braun weiter ausgebaut, mit dem ich gut zusammenarbeiten und eine einvernehmliche «Arbeitsteilung» anstreben konnte. Nach Peter Brauns altersbedingtem Rücktritt Ende 1992 entstanden Rivalitäten zwischen den beiden Schwesterkliniken. Das kam so:

Brauns Nachfolger Jürg Barandun war vor seiner Anstellung auf Januar 1993 von 1990 bis 1991 mein pneumologischer Oberarzt in Wald. Seine Bewerbung zum Chefarzt in Clavadel wurde von mir jedoch nicht unterstützt, was erstmals zu Dissonanzen mit meinem Verwaltungsdirektor Kurt Walder führte: Ich war überzeugt, dass die Klinik in Clavadel aufgrund ihres Patientenspektrums durch einen Rehabilitationsmediziner geführt werden sollte und nicht durch einen Pneumologen. Kurt Walder hatte 1991 während sechs Monaten die Verwaltungsleitung in Clavadel vertreten und unterstützte Baranduns Bewerbung. So wurde Jürg Barandun vom Stiftungsrat zum Chefarzt gewählt. Nach fünf Jahren als Chefarzt in Clavadel kündigte er jedoch wegen konzeptionellen Differenzen und Konflikten in der Klinikleitung vorzeitig, um in der Hirslandenklinik in Zürich ein Lungenzentrum zu eröffnen.

Ich bereue nachträglich, dass ich mich damals bereit erklärte nach dem Weggang von Jürg Barandun bis zur Einsetzung eines neuen Chefarztes in Clavadel interimsmässig seine Chefarztfunktion, zusätzlich zu derjenigen in Wald, zu übernehmen. Ich erinnere mich noch genau an das überraschende Telefonat während meinem Sprachaufenthalt in Rom Ende 1997 – Italienisch war damals in der Klinik noch die am häufigsten benötigte Fremdsprache, wegen des grossen Anteils an Gastarbeitern und Mitbewohnern aus Italien auch unter unseren Patienten.

Ohne vorherige Rücksprache mit Jürg Barandun, gab ich damals bereits am Telefon von Rom aus mein Einverständnis zu einem Einsatz als «Lückenbüsser».

Dies hatte zur Folge, dass ich während sechs Monaten von Januar bis Juni 1998 jede Woche zwischen Wald und Davos hin und her pendeln musste. Ich wurde in Davos als der «Konkurrent aus Wald» anfänglich nicht gerne gesehen. Die wegen dem laufenden Umbau nur mit 88 Betten betriebene Klinik war zudem seit längerem unterbelegt und die Situation dort insgesamt sehr schwierig. Ich überstand diese Zeit dank der Mithilfe der anderen Davoser Höhenklinikchefs, unter anderem von Beat Villiger, und dem von Wald mitgenommenen Assistenzarzt Adrian Müller und dem Verständnis meiner Familie. Denn gleichzeitig war im Frühling 1998 auch noch das 100-Jahre-Jubiläum der Zürcher Höhenklinik in Wald zu feiern – ein echter Spagat!

Zusammen mit Claus Buddeberg, dem Professor für Psychosoziale Medizin an der Universität Zürich, konnte in dieser Zeit jedoch der Aufbau der später sehr erfolgreichen Abteilung für psychosomatische Rehabilitation in Clavadel in die Wege geleitet werden.

Wie schon früher hatte auch Verwaltungsdirektor Kurt Walder zusätzlich zu seinen Aufgaben in Wald wiederholt bei Vakanzen in der Klinik Clavadel aushelfen müssen. Er war zudem auch der Bauherrenvertreter in den Baukommissionen in Clavadel, wie zuvor schon in Wald.

Der 1993 nach Wald verlegte Sitz der Stiftung gab nur vorübergehend Wald ein «Übergewicht». Die Stiftung trug jetzt neu den Namen «Zürcher Höhenkliniken Wald *und Clavadel*», mit einer neuen Stiftungsurkunde. Die Situation änderte sich zudem weiter, nachdem 1998 unter Präsident Walter Burkhalter Thomas Kehl zum neuen Chefarzt in Clavadel gewählt worden war. Dieser frühere orthopädische Chirurg konnte während seiner Zeit als Chefarzt in Clavadel berufsbegleitend eine betriebswirtschaftliche Zusatzausbildung an der Universität St. Gallen absolvieren.

Kurt Walder wurde 1999 im Hinblick auf eine Zusammenführung der zwei Höhenkliniken für die nächsten zwei Jahre zum Vorsitzenden der Geschäftsleitung in den beiden Kliniken gewählt. Er hatte den Fusionsprozess der beiden Kliniken gegen viele Widerstände einzuleiten, weil der Stiftungsrat und die Gesundheitsdirektion aufgrund der neuen Spitalliste dies bereits 1998 gefordert hatten. Es kam in der Klinikführung in Clavadel zu Differenzen betreffend die Zusammenarbeit zwischen den zwei Kliniken und mit den Zuweisern und auch wegen den hohen Fallkosten der muskuloskelettalen Rehabilitation in Clavadel.

Aufgrund dieser aussergewöhnlich grossen Doppelbelastung erlitt Kurt Walder eine Erschöpfungsdepression und trat leider im Juli 2000 aus gesundheitlichen Gründen vorzeitig von allen seinen Aufgaben zurück (Burkhalter 2000; Burkhard 2000).

Der Fusionsprozess sollte nun unter Federführung des bereits zum Nachfolger von Kurt Walder und als CEO beider Kliniken bestimmten Thomas Kehl umgesetzt werden. So wurden die beiden Kliniken per Ende 2001 fusioniert. Die inzwischen 2015 in *«Zürcher RehaZentren»* umbenannte Stiftung behielt zwar bis heute ihren Sitz in Wald, ihr «Schwergewicht» verlagerte sich jedoch nach Clavadel und Davos, dem Wohnort der CEOs der beiden Kliniken, von Thomas Kehl und später auch von dessen Nachfolger Markus Gautschi.

Leichter verständlich wird das Festhalten der Stiftungsräte am Standort Davos, wenn man auch den weitläufigen Landbesitz in Clavadel mit in die Überlegungen einbezieht: Ein grosser Teil der Alpweiden und des bekannten Skigebietes am Jakobshorn gehört bis heute der Höhenklinik-Stiftung!

Übrigens, apropos «Zauberberg-Bonus» von Davos: Es gab nicht nur in Davos, sondern auch in Wald prominente Künstler als Patienten:

- Von Juli bis Dezember 1901 kam der Maler Augusto Giacometti wegen seiner Tuberkulose aus Paris ins Sanatorium Wald «zu Kur». Er hat 1933 die farbigen Fenster im Chor des Grossmünsters in Zürich entworfen und ist ein Cousin des Vaters des Bildhauers und Malers Alberto Giacometti. In Briefen erwähnt er, dass er in Wald von 68 auf 80 kg zugenommen habe: *«wir sind hier wie Kälber gemästet worden».* Leider beendete er damals seine Verlobung mit der Malerin Gertrud Escher aufgrund einer Fehlinformation durch seinen Klinikarzt, wonach *«Bazillen in die Spermien gelangen und sich dort für 5–7 Jahre einnisten könnten».* Auf einer Aufnahme in der soeben erschienenen Biografie von Giacometti sieht man ihn auf einer Peddigrohr-Liege auf dem Balkon der Höhenklinik beim Schachspiel (Giacometti 2022).
- Camille Graeser, ein Pionier der Zürcher konkreten Malerei, starb am 21. Februar 1980 in Wald nach einem längeren Klinikaufenthalt. Aus seinem künstlerischen Nachlass erhielten wir 25 seiner bekannten Serigrafien aus den Jahren 1970 bis 1978 zum Schmuck der Klinikkorridore in der Höhenklinik. Leider hängen sie heute nicht mehr dort.

Spitalmanagement und Spitalplanung

Der Umbau der Klinikstruktur

Ich habe während meinen 31 Dienstjahren alle möglichen Organisationsformen erlebt, vom alleinigen Direktor der Klinik über die Führung zu zweit, zu dritt, durch einen CEO bis hin zur Matrix. Für mich war dies eine Entwicklung zu einer immer engeren «Zwangsjacke» für uns Klinikärzte.

Bei meinem Stellenantritt als Chefarzt 1977 war ich gleichzeitig auch zum Direktor der Höhenklinik gewählt worden. Nach dem plötzlichen Tod von Verwalter Heinrich Hunziker 1978 musste ich vorübergehend sogar über Anschaffungen für den klinikeigenen Landwirtschaftsbetrieb auf dem Faltigberg, wie zum Beispiel eines Traktors, mitentscheiden. Mit Verwaltungsdirektor Kurt Walder zusammen habe ich die Klinik seit 1979 während mehr als 20 Jahren partnerschaftlich geleitet. Wir beide hatten ein sehr freundschaftliches Verhältnis zueinander. So haben wir zum Beispiel, bis auf 7 Tage gleich alt, auch unseren 40. Geburtstag im September 1982 gleichzeitig zusammen mit unseren beiden Familien und Freunden gefeiert.

Kurt Walder war immer mit seiner schwarzen Agenda überall im Betrieb unterwegs, «managing by wandering around»! Er hatte eine sehr glückliche und starke Hand auch bei der Leitung der vielen Klinikbauten, immer ein offenes Ohr für seine Leute und vor allem auch die Kosten stets im Griff.

Wir nahmen Rita Wirth als Leiterin des Pflegedienstes von Anfang an mit in die Klinikleitung auf. Wöchentlich trafen wir uns drei, jeweils für ein Lunchmeeting. Diese «Dreibein»-Führung wurde offiziell erst 1989 in einem Reglement schriftlich festgehalten.

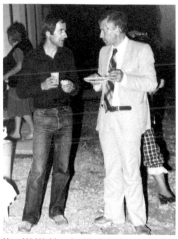

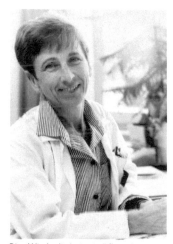

Kurt W. Walder, der Klinikdirektor

Rita Wirth, die Leiterin Pflegedienst

Alle weiteren mit Leitungsfunktionen, in der Regel etwa 10, kamen ebenfalls einmal wöchentlich zu einer einstündigen Teamsitzung mit uns zusammen – das war damals ausser den Sitzungen mit dem Stiftungsrat noch der ganze Zeitaufwand, den die organisatorische Leitung der ganzen Klinik für mich beanspruchte!

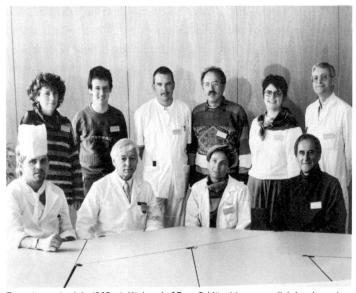

Teamsitzung im Jahr 1995 mit Küchenchef Beat Schläppi (vorne von links), neben mir Rita Wirth und Kurt Walder; die Leiterin Hauswirtschaft Barbara Domeisen (hinten ganz links), Co-Chefarzt Urs Hürlimann (ganz rechts), neben Chefsekretärin Pia Ernst

Bei der Bewerbung von Jürg Barandun für den Chefarzt-posten in Clavadel waren Kurt Walder und ich 1991 erstmals nicht gleicher Meinung. In der Folge beanspruchte Kurt Walder für sich die Position des Verwaltungsdirektors als «primus inter pares» im Dreibein.

Diese «Dreibein»-Führung bestand in Wald so weiter bis zum Dezember 2000: Sie wurde dann, nach dem krankheits-bedingten Ausscheiden von Kurt Walder, vom interimistisch als Delegierten des Stiftungsrates eingesetzten Bernhard Gub-ler durch eine erweiterte Geschäftsleitung abgelöst, in welcher die vier Leistungszentren besser vertreten sein sollten.

Leistungszentren

Angeregt durch das Beispiel der Firma ABB in Baden mit ihren damals neu geschaffenen Leistungs- oder Profit-Zentren, hatten wir aus eigener Initiative schon 1997 auch in der Höhenklinik bereits teilautonome Abteilungen eingeführt: für jedes der vier Rehabilitationsgebiete mit je einem eigenen Chefarzt oder Leitenden Arzt für die Pneumologie, Kardiologie, Neurologie und den Bewegungsapparat.

Leider wurde aber der Freiraum dieser vier Leistungszentren dadurch eingeschränkt, dass jeder dieser Abteilungen ein ganzes Stockwerk mit einer fixen Zahl von 36 Betten zugeteilt wurde. So konnten bei den stark schwankenden Zuweisungen für die vier Rehabilitationsgebiete nur schwer alle Patienten zeitgerecht aufgenommen werden, und es kam deswegen zunehmend zu Diskussionen und Konflikten.

Ein vom Stiftungsrat in Auftrag gegebenes Gutachten durch Werner Widmer von der Beratungsfirma PriceWaterhouseCoopers (PWC) in Zürich empfahl deshalb im April 2001 die folgende neue Führungsstruktur:

Jedes der vier Leistungszentren sollte in der Geschäftsleitung unter Thomas Kehl als CEO und dem Verwaltungsdirektor Peter Büchi (vormals Clavadel, jetzt auch in Wald) von jetzt an mit einer Person vertreten sein. Diese Vertretung sollte von Thomas Kehl und einem Ausschuss des Stiftungsrates bestimmt werden. Jedes Leistungscenter sollte von einem Chefarzt, einer Pflegedienstleitung und einer Therapieleitung geleitet werden und sich selbst organisieren können. Die als Geschäftsleitungsmitglieder davon ausgewählten würden in Zukunft mindestens 1½ Tage pro Woche für ihre Funktion einsetzen müssen.

Diese Struktur wurde rasch möglichst im September 2001 eingeführt, mit gleichzeitiger Fusion der beiden Kliniken (im Bild unten bedeutet «LZ K+P» die Vertretung für die Kardiologie und Pneumologie gemeinsam, «LZ NMR» für die Neurologische und die Muskuloskelettale Rehabilitation, «SZ Hotel» für das Servicezentrum Hotellerie):

Klinikleitung ZHW

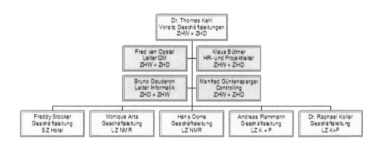

Für das Gebiet der Pneumologie wurde mein leitender Pflegefachmann Andreas Flammann als Vertreter in der Geschäftsleitung bestimmt. Für mich gab es in der Geschäftsleitung darin keinen Platz mehr.

CEO Thomas Kehl und der inzwischen zum Stiftungsratspräsidenten gewählte Bernhard Gubler hatten mich deswegen bereits im Mai 2001 zusammen mit ihrem Berater Werner Widmer frühmorgens in ihr Büro eingeladen. Ich erinnere mich noch genau daran. Es war der Raum, der später zum Coiffeursalon umgebaut wurde, gleich neben dem Klinikeingang. Er diente damals noch als provisorisches Verwaltungsbüro. Ich war nicht vorbereitet auf dieses Gespräch, kurz vor meiner Morgenvisite auf der Abteilung. Einzig ein kurzes Interview mit Werner Widmer von der Beratungsfirma PWC hatte einige Tage zuvor stattgefunden, in welchem er mich zwar unter anderem über meine Zukunftspläne befragt und vor allem über seine eigenen beruflichen Pläne gesprochen hatte. Das hätte mich allerdings warnen sollen! Dieses vorherige und einzige Treffen mit Herrn Widmer war sehr entspannt verlaufen, ohne dass die Zusammensetzung der Klinikleitung dabei überhaupt zur Sprache gekommen wäre.

Die drei eröffneten mir nun unverblümt, sie hätten entschieden, mich als Chefarzt und arztlichen Direktor vorzeitig zu pensionieren, im Alter von erst 58 Jahren! Ich fiel aus allen Wolken, vermutete Intrigen von anderen Spitalleitungsmitgliedern und lehnte das «Angebot» entrüstet ab: *«Ich hätte einen Anstellungsvertrag bis zum Endalter von 65 Jahren unterzeichnet und würde mich daran halten und dächte nicht im Traum daran, meine Arbeit in der ZHW vorher niederzulegen»*, liess ich sie ohne Bedenkzeit wissen.

Offenbar waren sie sich aber ihrer Sache doch nicht so ganz sicher und befürchteten zu viel Wirbel bei meiner vorzeitigen Entlassung nach der damals bereits über 24-jährigen erfolgreichen Tätigkeit für die Stiftung. Ich hielt daran fest, gemäss meinem Anstellungsvertrag bis zum 30. September 2007 als Chefarzt weiterzuarbeiten. Ich musste meinen Einsitz in der Klinikleitung zwar – zumindest vorübergehend – aufgeben. Ich war von jetzt an nur noch als «Senior Consultant», wie es in der Managementsprache so schön heisst, zu den Sitzungen des Stiftungsrates mit eingeladen.

Meine Chefarztkollegen in Wald und Clavadel wählten mich aber schon ein Jahr später wieder zu ihrem «Primus inter pares» mit einem Rotationsprinzip. Und so nahm ich nach einer weiteren Strukturänderung neu als der Vertreter aller Chefärzte wieder Einsitz in der Klinikleitung bis zu meiner regulären Pensionierung Ende September 2007.

Allerdings blieb das Verhältnis zu Thomas Kehl nach dieser Erfahrung unterkühlt und angespannt. Diese Situation, unter welcher natürlich auch meine Mitarbeiter sehr zu leiden hatten, überschattete meine letzten Jahre in der Klinik. Ich konnte sie nur ohne grösseren Schaden überstehen, weil mir die Patienten und Mitarbeiter weiterhin treu blieben und mich meine Familie dabei sehr unterstützte.

Sehr hilfreich in dieser belastenden Situation war auch das Geschenk für einen Zen-Einführungskurs im Lassalle Haus in Edlibach oberhalb von Zug. Pater Lukas Brantschen und seine Partnerin Pia Gyger verstanden es dort ausgezeichnet, mir und «gestressten Managern» Techniken des Innehaltens und Durchhaltens zu vermitteln. Ich kaufte mir darauf eine schwarze Matte und ein Kissen und setzte mich zuhause auf den Boden, wenn es in der Klinik wieder allzu unangenehm wurde. Allerdings fand ich rasch heraus, dass das einsame Wandern durch das Quellgebiet der Töss von Wald nach Steg für mich noch wohltuender war als das Zen-Sitzen und mich besser zur Ruhe und zu neuen Ideen kommen liess.

Diese «Verletzung» von damals kommt mir immer dann wieder in den Sinn, wenn ich von fristlosen und unmotivierten Entlassungen von Kaderpersonen höre, die heute immer häufiger auch in Spitälern vorkommen. Ich kann mit den Betroffenen gut mitfühlen. Wie viel öfter müssen dies heute doch auch Jüngere – ich war damals ja bereits 58 Jahre alt – erleben, die jetzt einen noch viel härteren Kampf um ihre Stellen und Positionen durchstehen müssen als ich ihn erlebt habe.

Die Matrix

Mit der 2001 eingeführten neuen Klinikleitung war der Umbau der Führungsstruktur aber noch nicht beendet, obwohl
diese bereits zu internen Turbulenzen und Mehrkosten geführt
hatte.

Aufgrund einer Masterarbeit für den MBA an der Hoch-
schule St. Gallen wollte CEO Thomas Kehl zusätzlich eine
Matrixstruktur mit Rehakoordinatoren als seinen «Managern»
auf alle Abteilungen der beiden Kliniken «überstülpen»:

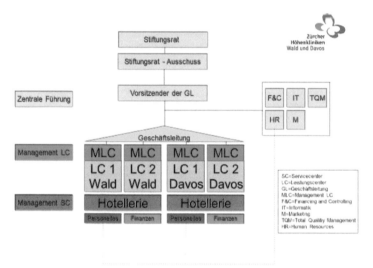

Die neue Leistungscenter-Struktur (LC) mit nur noch je zwei Zentren in Wald und in
Davos

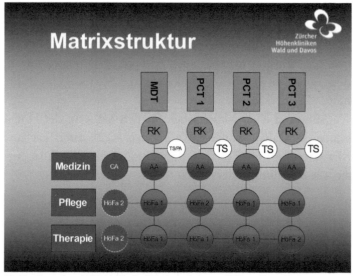

Die Matrixstruktur in Wald mit vier Rehakoordinatoren (RK) und ihren Patienten-Care-Teams (PCT); Abb. von Klaus Büttner, Davos

Rehakoordinatoren

Bereits 2002 wurden dazu klinikintern Rehakoordinatoren RK) ausgebildet. Dieses neue Berufsbild sollte die Arbeit in den einzelnen Spitalabteilungen und den Fachbereichen koordinieren und auch die Wirtschaftlichkeit der Klinik verbessern helfen.

Sie wurden vor allem aus den eigenen Mitarbeitenden in Pflege und Therapie rekrutiert, die deswegen aber bei ihrer angestammten Tätigkeit mit den Patienten fehlten. Sie benötigten zudem auf jedem Stockwerk des Bettentraktes zusätzlichen Büroraum. Das bedeutete dort leider die Aufhebung von Aufenthaltsmöglichkeiten für die Patienten. Zudem musste wegen der Vergrösserung der Administration in Wald ein neuer Bürotrakt gebaut werden, zuerst als Provisorium gedacht, der aber bis heute immer noch weiter besteht. 2022 wurde dann die weiter immer mehr Raum beanspruchende Verwaltung in das Bürohochhaus der ehemaligen SULZER-Webereimaschinenfabrik ins Nachbardorf nach Rüti ZH ausgelagert.

Gemäss ihrem Pflichtenheft sollten sich die Rehakoordinatoren zwar auch direkt um die Patienten kümmern, als Ansprechpersonen für organisatorische Fragen vom Eintritt bis zum Austritt aus der Klinik. Sie sollten das Personal-Management der Abteilungen übernehmen und auch die jetzt immer grössere Zahl von interdisziplinären Rapporten organisieren und leiten. Gleichzeitig dienten sie jedoch als «verlängerter Arm» der Administration dem Prozesscontrolling und sollten auch die Kostengutsprachen der Versicherer und die Einhaltung der Budgets überprüfen – eine spannende Aufgabe, die jedoch zu sehr vielen zusätzlichen Schnittstellen mit grossem Konfliktpotential führte: Meine Mitarbeitenden, auch die ärztlichen, waren gleichzeitig ihrem administrativen Rehakoordinator und nur noch fachlich auch mir als Chefarzt unterstellt, was für viele von ihnen zu einem zu grossen «Spagat» führte und die Zusammenarbeit im Team nicht gerade erleichterte.

Die Matrixstruktur verursachte deshalb auch höhere Personalkosten und viel Zeitverlust – ich hatte jetzt zusammen genommen mehr als zwei Tage pro Woche «Rapportzeit», während welcher ich nicht bei meinen Patienten und meinem Team anwesend sein konnte! Auch wurden dadurch weitere notwendige Entwicklungsschritte für die Klinik und die Aufrechterhaltung von Kontakten mit unseren Partnern im Gesundheitssystem deutlich erschwert.

Unsere damalige langjährige Leiterin von Hauswirtschaft und Hotellerie Barbara Domeisen meint heute allerdings, dass diese neue Struktur die Partizipation des Kaders und generell den Informationsfluss und das Verständnis für Änderungen und Neuerungen erleichtert habe.

Doch stieg das Rechnungsdefizit der Klinik in der Folge rasch an, von 1,6 Mio. noch 1995 auf 6,8 Mio. bereits im Jahr 2000 und 13,4 Mio. im Jahr 2002. Entsprechend sank der Kostendeckungsgrad der Klinik, der vorher über 90 % betragen hatte, auf nur noch 55 %:

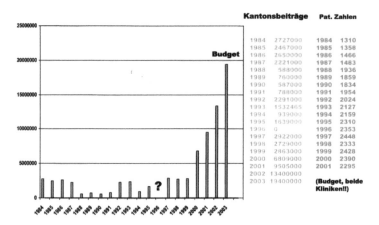

Kantonsbeiträge   **Pat. Zahlen**

	Kantonsbeiträge		Pat. Zahlen
1984	2727000	1984	1310
1985	2467000	1985	1358
1986	2650000	1986	1466
1987	2221000	1987	1483
1988	588000	1988	1936
1989	760000	1989	1859
1990	587000	1990	1834
1991	788000	1991	1954
1992	2291000	1992	2024
1993	1532465	1993	2127
1994	939000	1994	2159
1995	1639000	1995	2310
1996	0	1996	2353
1997	2922000	1997	2448
1998	2729000	1998	2333
1999	2863000	1999	2428
2000	6809000	2000	2390
2001	9505000	2001	2295
2002	13400000		
2003	19400000	**(Budget, beide Kliniken!!)**	

Das seit 1973 jeweils vom Kanton übernommene Defizit der Höhenklinik Wald (für 2003 das Budget für beide Höhenkliniken zusammen) und die Patientenzahlen

Vielleicht hat die Matrixstruktur zu diesem Kostenanstieg geführt, jedenfalls wurde sie später wieder aufgegeben.

Der damals für die Finanzen der Klinik zuständige Manfred Güntensperger bestätigt mir heute nachträglich schriftlich sinngemäss:

…, dass die Matrixstruktur tatsächlich zu höheren Kosten geführt habe. Er erinnere sich, dass die Gesundheitsdirektion zwar für die Neuorganisation ausserordentlich rund 2 Mio. Franken als Sonderkredit gewährt habe.

Auch hätte der hauptsächliche Überlegungsfehler darin bestanden, dass durch die Schaffung der vier Leistungszentren in Wald und drei in Davos quasi eine interne Konkurrenz geschaffen werden sollte, um die Motivation und Leistung anzuheben. Das hätte für ihn aus betriebswirtschaftlicher Sicht nie Sinn gemacht, da durch die Schaffung solch kleiner Organisationseinheiten mit der Pseudokonkurrenz unnötig Reibungsverluste und natürlich auch Aufwand in den Strukturen entstand. Von der begleitenden Verunsicherung vieler Mitarbeiter und auch den Abgängen von Schlüsselpersonen abgesehen.

Ob die Matrix eine Veränderung für die Patienten mit sich brachte – ob positiv oder negativ – könne er nicht beurteilen. Dazu bräuchte es die Ergebnisse von Patientenumfragen oder eben die Erfahrung im Patientenkontakt, welche ihm zumindest zu dieser Zeit noch fehlten.

Raphael Koller, der Chefarzt Kardiovaskuläre Rehabilitation schreibt mir 2022 darüber:

Matrix-Organisation: Warum denn einfach, wenn's auch kompliziert geht
Die von Otto Brändli bereits beschriebene Änderung der Geschäftsleitung und vor allem die vom CEO Thomas Kehl forcierte und vom Stiftungsrat unterstützte neue Matrix-Organisationsstruktur (2001) mit der Schaffung von sogenannten Rehabilitationskoordinatoren war für unsere Abteilung eine

grosse Belastung. Es entstanden viele unnötige Sitzungen, ein grosser administrativer Aufwand, erschwerte Arbeitsabläufe, unklare Zuständigkeiten (in der Matrixorganisation hat jeder Mitarbeiter 2 Vorgesetzte, fachlich und organisatorisch, im normalen Arbeitsleben lässt sich das allerdings nicht immer klar trennen und es bestehen erhebliche gegenseitige Abhängigkeiten, womit Konflikte programmiert sind). Ich erinnere mich gut an sogenannte Reharapporte (Besprechungen «über» statt «mit» den Patienten!), wo dem in die Behandlung involvierten Team (den Pflegenden, Therapeuten und Ärztinnen) das diskutierte Problem und die Lösung klar waren, nur die Rehakoordinatorin begriff (fachlich) nicht, worum es ging …

Als schliesslich von den Matrixverantwortlichen, Thomas Kehl und seinen Stabsstellen die Chefarztvisite oder die gemeinsame Visite der Assistenzärztin mit der für den Patienten zuständigen Pflegefachfrau abgeschafft werden sollte, rebellierten auf unserer Abteilung sowohl die Pflegenden als auch die Therapeuten – und wir widersetzten uns solch unsinnigen Anordnungen der Geschäftsleitung …

Die Matrix-Organisation war meines Erachtens ein Rohrkrepierer, sie verursachte hohe Kosten, führte zur Kündigung vieler frustrierter und demotivierter Mitarbeiter und scheiterte schliesslich später. Für die Patienten konnte ich persönlich keinen nachweisbaren Nutzen erkennen, die Arbeit für viele Mitarbeiter wurde mühsam und unbefriedigend.

Hans Ooms, der seit 2000 Leiter der Leistungszentren für neurologische und muskuloskelettale Rehabilitation (NMR) war und von 2012 bis 2017 Direktor aller Leistungszentren in Wald und in Davos, jedoch heute wieder in seinem Heimatland in Holland tätig ist, meint dazu schriftlich:

Im Jahr 1992, als ich 23 Jahre alt war, bin ich gemeinsam mit meiner Frau aus Holland in die Schweiz gezügelt. Als Physiotherapeut bin ich in einem kleinen Team von 6 Therapeuten gestartet. 1996 bekam ich eine Aufstiegsmöglichkeit im GZO-Spital Wetzikon als Leiter Therapie und verliess die Zürcher Höhenklinik Wald mit einem lachenden und einem weinenden Auge.

Im Jahre 2000 hat Urs Hürlimann mich angerufen und fragte mich, ob ich eine Stelle als Leiter Therapie in der Zürcher Höhenklinik Wald übernehmen wolle. Eine Zusage, dass es die Stelle «Leiter Therapie» in zwei Jahre noch gebe, gab es nicht, weil eine Umstrukturierung geplant sei.

Da mir die Arbeit in der Rehabilitation sehr gefallen hatte, ich positive Erfahrungen in der ZHW gemacht hatte und natürlich so einen weiteren Karriereschritt machen konnte, bin ich trotz einer gewissen Unsicherheit «zurück» gekommen.

Ein Jahr später wurde die Matrix-Organisation eingeführt und fragte Thomas Kehl mich «Chef des Leistungszentrums NMR» zu werden. Gemeinsam mit Urs Hürlimann leitete ich das Leistungszentrum NMR und Otto Brändli, mit Norman Franz das Leistungszentrum KPR.

Es gab sehr viele Unklarheiten in der Matrix-Organisation. Hierdurch entstanden sehr viel Reibungsflächen und unklarer Interpretationsspielraum. Wir waren, meiner Meinung nach, in der ZHW zu stark mit uns selbst beschäftigt und zu wenig mit den Entwicklungen in der Rehabilitationslandschaft Schweiz. 2006 wurden im Rahmen des Risikomanagements ein Wegfall des Grundversorgungsauftrages und der zunehmende Kostendruck und Reibungsverluste innerhalb der eigenen Organisation als grösste Risiken erkannt. Der zunehmende Wettbewerb im Rehamarkt wurde durch die Geschäftsleitung ebenfalls im Bericht erwähnt.

Die Matrix-Organisation wurde mit jeder Kündigung eines Kadermitarbeiters durchleuchtet und schrittweise abgebaut. Durch das Qualitätsmanagement wurde dies «Weiterentwicklung» der Organisation genannt. Auch die Geschäftsleitung wurde durch Thomas Kehl weiterhin reduziert. Im Jahr 2012 bat er mich, auch die organisatorische Verantwortung für den Standort Davos zu übernehmen. Die Geschäftsleitung (oder intern Direktion genannt) bestand später nur noch aus: CEO (Thomas Kehl), CFO (Manfred Güntensperger), Ärztlicher Direktor Wald (Javier Blanco), Ärztlicher Direktor Davos (Stefan Spiess) und mir als Direktor Leistungszentren (Hans Ooms).

Ich fuhr zwei Mal wöchentlich mit dem Geschäftsauto von Wald nach Davos und zurück. Es war eine anstrengende Zeit. Es ist schwierig, an beiden Standorten dem Personal gerecht zu werden. Schlussendlich bleibt man immer noch «der aus Wald».

Auch die Automatisierung kam auf den Berg. Ein Roboter sollte (teilweise) die Funktion der Therapeuten ersetzen, um die Effizient der Arbeit zu erhöhen. Die Schlaganfall-Patienten wurden angeschnallt auf ein Laufband. Der Therapeut schaute zu (am liebsten in Gruppentherapie). Die Planung der Therapien wurde durch den Computer übernommen, die Patientenakten komplett digitalisiert (incl. Bildgebung), die Austrittsberichte elektronisch ausgewertet und durch den Computer auf Schreibfehler korrigiert. Die Sekretärin konnte somit nach Hause entlassen werden, die Lizenzkosten stiegen an und die EDV-Abteilung musste mit weiteren Teammitgliedern aufgestockt werden, um die Betreuung der Systeme zu gewährleisten. Vielleicht etwas einfach formuliert, aber im Kern stellte ich die Digitalisierung in der Klinik in Frage.

Da damals immer noch viel zu wenig Rehabilitationsbetten im Kanton Zürich zur Verfügung standen, war es nie ein Problem, die Kliniken in Wald und Davos gut auszulasten. Sogar ein operierter Hüft-TP Patient fuhr zwei Stunden mit dem Auto nach Davos zur Rehabilitation. Wie lange wird die Schweizer Bevölkerung diese Art von Rehabilitation noch finanzieren?

Die Konkurrenz machte munter weiter und eröffnete an verschiedenen Standorten neue Rehabilitationsangebote. Die Stiftung hatte sich für eine Zusammenarbeit mit dem Spital Uster entschieden. Neben einer grossen Zahl von Rehabilitationsbetten am Standort Uster wollte die Stiftung den Standort Wald beibehalten. Gemeinsam mit der Baukommission der Stiftung wurden erste Schritte für die dringend benötigte Sanierung am Standort Wald erarbeitet. Bis dahin war nur eine «Pinselrenovation» der Patientenabteilungen durchgeführt worden. Schnell kam man zur Erkenntnis, dass eine Sanierung unter vollem Betrieb finanziell nicht tragbar war und somit war ein Plan für einen kompletten Neubau geboren.

Als dann 2016 eine Ausschreibung für ein zusätzliches Rehabilitationsangebot am Standort Triemli veröffentlicht wurde, war der Stiftungsrat komplett überrascht. Ein grosses Stadtspital plant zusätzliche Betten im Kanton! Eine Bewerbung der Zürcher RehaZentren konnte nicht ausbleiben, jedoch war die Strategie darauf nicht ausgerichtet. Persönlich habe ich es nie verstanden, warum diese Information nicht schon früher den breit aufgestellten Stiftungsrat erreicht hat.

Ich habe mit sehr viel Freude und Engagement in den Zürcher Höhenkliniken gearbeitet, aber irgendwann kommt man zum Schluss: «Es ist genug». Verschiedene Faktoren sowohl im geschäftlichen als auch im privaten Bereich haben dazu geführt, dass meine Frau und ich nach genau 25 Jahre nach Holland zurück gegangen sind. Ich beurteile den Schritt auch heute immer noch als richtig. Für die berufliche Karriere in der Klinik bleibe ich meinen Vorgesetzten und Arbeitskollegen immer dankbar!

Es ist mir klar, dass das Gesundheitswesen in der Schweiz anders organisiert ist. Fehler aus dem Ausland dürften in der Schweiz nicht wiederholt werden.

In Holland kommt man immer stärker zur Erkenntnis, dass die Marktwirkung im Gesundheitswesen nicht funktioniert. Das Gesundheitswesen ist auf Grund der zerstückelnden Finanzierung und Gesetzgebung ineffizient geworden. Die Krankenkassen haben sehr viel «Macht» und steuern nur über die Leistungen und ihre Finanzierung. Gleichzeitig werden zu viele Daten und Zahlen erhoben und die Mitarbeiter im Gesundheitswesen verbringen zu viel Zeit am Computer statt am Patientenbett. Dazu kommt eine Überalterung der Bevölkerung und ein enger Personalmarkt. Das Chaos ist vorprogrammiert. Das Gesundheitswesen ist frustriert, Mitarbeiter lassen sich umschulen und finden Arbeit in einer anderen Branche.

Es braucht meiner Meinung nach auch in Holland zukünftig mehr Vertrauen in die Fachkompetenz der einzelnen Berufsgruppen im Gesundheitswesen, damit sie wieder die Arbeit leisten können, wozu sie ausgebildet wurden. Gleichzeitig braucht es eine Vereinfachung der Finanzierung und der Staat sollte die nötige Verantwortung übernehmen.

Hans Ooms, 2022

Ökonomie und Gesundheit

Nicht nur der medizinische Fortschritt und die Überalterung unserer Bevölkerung, sondern vor allem auch die zunehmende Bürokratie haben zu der enormen Kostensteigerung im Gesundheitswesen geführt!

Die Administration wurde nicht nur in den Spitälern und Praxen, sondern parallel dazu oder noch viel mehr auch bei den Versicherern und in den Gesundheitsdirektionen massiv ausgebaut. Dazu hat insbesondere die Gesundheitspolitik beigetragen, indem sowohl die Gesundheitsämter als auch die Versicherer immer mehr Daten, Statistiken und Qualitätsnachweise verlangen, wie Mitarbeiter- und Patientenumfragen, Kostenträger-Rechnungen, Zertifizierungen usw., welche den administrativen Aufwand in Spital und Praxis erheblich erhöhen.

Und trotzdem erleben wir einen «Blindflug», insbesondere auch während der Corona-Pandemie, mit 26 verschiedenen kantonalen Gesundheitssystemen und zu wenig Übersicht über die Gesundheitsdaten, ähnlich wie auch in den USA (Hamburg 2022).

Gesundheitskosten

Die steigenden Kosten im Gesundheitswesen kann der Markt allein nicht regeln. Denn der Patient kann nicht frei wählen, ob und wann er krank werden will. Er ist nicht ein Kunde, sondern oft ein Hilfesuchender in Not!

Die Schweiz hat heute die dritthöchsten Gesundheitskosten weltweit, nach den USA und Deutschland. Sie betragen bei uns 11,3 % des Bruttoinlandproduktes (BIP), in Deutschland 11,7 %, in den USA 2020 bereits 18 % (BFS 2020). Es gibt jedoch viele Länder, in welchen die Lebenserwartung und der Gesundheitszustand der Bewohner bei deutlich niedrigeren Gesundheitskosten ebenso gut oder noch besser sind als bei uns, vor allem Japan, Italien, Frankreich und Spanien. Ist dies nur eine Folge ihrer gesünderen, mediterranen Ernährung? Oder setzen diese Länder ihre Mittel im Gesundheitswesen optimaler ein?

In den USA sind die Spitäler schon seit Beginn des 20. Jahrhunderts zunehmend von Non-Profit-Organisationen zu gewinnstrebenden Geschäften umgewandelt worden. Man diskutiert aber heute auch dort wieder, ob ein Spital wirklich profitorientiert sein soll und nicht vor allem dazu da sei, die Gesundheit der zu versorgenden Bevölkerung zu verbessern.

Meine 50-jährige Erfahrung in der Schweiz lässt mich leider befürchten, dass auch unser Gesundheitssystem zunehmend unter der (neo-)liberalen Marktwirtschaft leidet: Seit Ökonomen und Manager, ausgebildet an Hochschulen wie derjenigen in St. Gallen, sich auf das Gesundheitswesen «gestürzt» haben und zunehmend die Führung in Spitälern und auch in den Praxen übernehmen, zählen nur noch die finanziellen Parameter und die erzielten Gewinne. Die Patienten werden zu Kunden oder Konsumenten, die Mediziner und Pflegenden zu Leistungserbringern degradiert! Die Qualität und der Erfolg ihrer Tätigkeit werden einzig noch in Zahlen und in Franken gemessen. Deren Menge zählt mehr als der Nutzen für die Patienten!

Seit den 1990-er Jahren sind die Spitäler leider auch bei uns zu Experimentierfeldern für modernes Management geworden.

Sie sollen zu schlanken «Just-in-Time»-Betrieben umfunktioniert und wie «normale» Betriebe allein nach Effizienzkriterien geführt werden. Manager maximieren den Patientendurchlauf und minimieren die Überkapazitäten an Betten. Sie reduzieren das Personal und die Bestände an wichtigen Ausrüstungen auf ein Minimum. Das hat sich in der Corona-Pandemie jetzt gerade sehr deutlich gezeigt: Es fehlten sogar Handschuhe, Masken und Desinfektionsmittel (Tooze 2021)!

Trotz aller modernen Medizin dauert die Genesung der Patienten oder auch die Heilung einer Wunde halt immer noch gleich lang wie früher! Natürlich kann ein Spital dank schnellerem Patientendurchlauf einen höheren Gewinn erzielen. Doch Patienten sind nicht so einfach standardisierbare Produkte wie zum Beispiel Schrauben. Sie haben unterschiedliche Krankheitsverläufe und individuelle Bedürfnisse.

Fallpauschalen und Behandlungspfade

Die Gesundheitskosten haben seit der Einführung von Fallpauschalen im Jahre 2012 in den Schweizer Akutspitälern leider nicht abgenommen, wie uns zuvor von den Ökonomen versprochen wurde. Sie haben die bereits seit 1983 gemachten schlechten Erfahrungen mit diesem Instrument in den USA und anderen Ländern nicht zur Kenntnis nehmen wollen und dieses «Experiment» auch bei uns durchgeboxt. Wir haben die Tendenz, in der Schweiz Dinge zeitlich verzögert umzusetzen, die sich im Ausland nicht bewährt haben!

Anstelle der früheren Tagestaxen sollten jetzt Fixbeiträge pro Krankheitsfall die Spitäler dazu zwingen, ihre Leistungen möglichst schnell und effektiv zu erbringen. In den Akutspitälern haben diese Fallpauschalen jedoch bereits dazu geführt, dass die Patienten möglichst früh, man spricht auch von «blutig», entlassen werden, immer öfter auch statt nach Hause direkt in ein Pflegeheim, ohne die Verbesserung ihres Gesundheitszustandes abzuwarten. Seit der Einführung von Fallpauschalen im Akutbereich mit entsprechender Verkürzung der Aufenthaltsdauer kommen die Patienten jetzt auch früher und mit mehr Nebendiagnosen in die Rehabilitation und verursachen dort mehr Aufwand, was eine Kostenverschiebung von der Akutmedizin zur Rehabilitation mit sich bringt (Ruprecht 2019).

Das 1996 nur ganz knapp an der Urne angenommene Krankenversicherungsgesetz KVG und die Einführung von Fallpauschalen beinhalten leider einen weiteren Fehlanreiz: die Spitäler müssen seit 2013 zusätzlich auch ihre Bauten und deren Unterhalt mit Gewinnen aus dem Betrieb selbst finanzieren können, ohne wie früher zusätzlich staatliche Gelder dafür zu bekommen. Je nach dem baulichen Zustand ihres Spitals zum Zeitpunkt der Einführung dieser Fallpauschalen wurden sie so entweder belohnt oder bestraft, bis hin zur Gefahr von Konkursen, wie 2022 beim Kantonsspital Aarau!

Im Hinblick auf die Einführung von Fallpauschalen auch in der Rehabilitation mussten, sowohl zur Rechnungsstellung, aber auch zur Akkreditierung der Kliniken bei den Kostenträgern, in mühsamen und zeitraubenden Teamsitzungen die Anforderungen für die Rehabilitation immer präziser festgeschrieben werden, in Form von sogenannten Behandlungspfaden.

Ich versuche dies am Beispiel der stationären Rehabilitation der häufigsten Lungenkrankheit, der COLK, auch Raucher- oder Feinstaub-Lunge genannt, in allen Details zu illustrieren:

Behandlungspfad pulmonale Rehabilitation (COLK, Stand 29.8.2005)

Definition: Chronische obstruktive Lungenkrankheit, ICD J40-47 (DRG E 65 A)

Dauer: 3 Wochen

Assessments:

1. Lungenfunktion (FEV1 absolut und %Soll, FEV1/FVC in%)
2. Arterielle Blutgase (PO_2, pCO_2)
3. (Spiro-) Ergometrie (bei IV- oder präoperativer Abklärung; Watt max. absolut und %Soll, VO2max ml/min/kg)
4. 6 Minuten-Gehdistanz (in Metern)
5. Dyspnoegrad (MRC/ATS;1-4)
6. PRISM: (in cm; Büchi 2002)
7. Feeling Thermometer: (in cm; Puhan 2004)
8. CRQ (in Punkten; Chronic Respiratory Questionnaire)

Anmeldung:

1. Diagnose (Klartext oder ICD- 10),
2. Schweregrad (FEV1 in %Soll oder GOLD-Stadium 1-4)
3. Therapieziel(e), müssen vom Zuweiser erfragt werden
4. Anmeldungen, welche nicht sofort platziert und zugesagt werden können, müssen auf einer Warteliste aufgeführt sein. Der Zuweiser erhält umgehend ein voraussichtliches Eintrittsdatum und die Eintrittsinformationen per Mail, Fax oder Brief
5. Einholung der Kostengutsprache durch ZHW, sofern nicht bereits vorhanden
6. Schriftliche oder telefonische Information des Patienten über Eintrittszeit, Eintrittstagesplan und mitzubringende Unterlagen und Hilfsmittel

Eintritt: (am Eintrittstag und/oder dem darauffolgenden 1. Arbeitstag)

- Untersuchung und Verordnungen durch Stationsarzt
- Blutgasanalyse mit COHb-Bestimmung (identifiziert Rauchende)
- Lungenfunktionsprüfung (Ganzkörper-Plethysmografie inklusive Diffusionsmessung am 2. Tag)
- Thoraxröntgen pa und seitlich
- Eintritts-Assessments (durch Qualitätsbeauftragte, Physiotherapie und Pflege)

15.45 Uhr: Interdisziplinärer Eintrittskoordinationsrapport (EKR):
Therapieziel-Formulierung, -Dokumentation und -Mitteilung an Patient durch Stationsarzt.

Behandlung:

- Physiotherapie: Planung und Durchführung von 5 Einzel- und 10 Gruppenlektionen pro Woche
- Ernährungsberatung: Ernährungsplanung und -Bestellung, Abklärung von Zusatznahrung
- Patientenschulung: (im 2-Wochen-Rhythmus) 10 Lektionen à 30–45 Minuten
  - 2 Lektionen Stationsarzt: Krankheitsbild und Behandlung
  - 1 Lektion Ernährungsberatung: Ernährung
  - 4 Lektionen Physiotherapie: Anatomie/Physiologie, Atemnotspirale, Bewegung, Entspannung, Husten/Sekret, Inhalation
  - 1 Lektion Pflege: Pflege, Inhalation, Sauerstoff, Selbsthilfe

- 1 Lektion Lungenliga-Mitarbeiterin: Leben zuhause, Hilfsmittel, Finanzen, Reisen
  - 1 Lektion Chefarzt: Aktionsplan
- Raucherentwöhnung, individuell und in Gruppen (3 Lektionen pro Woche, nur für Betroffene obligatorisch) durch Arzt, Psychologin, Pflege, Ernährungsberatung, Physiotherapie
- wöchentliche Visite am Krankenbett (Chefarzt, Stationsarzt, Pflege, Physiotherapie, Rehakoordinatorin) zur Therapieziel-Überprüfung (Dauer 90 Minuten)

Austritt:
- Austrittsplanung:
  Festlegung Austrittsdatum, wenn möglich 5 Arbeitstage im Voraus
  Hilfsmittel bestellen spätestens 3 Arbeitstage vor Austrittsdatum
- Zusatznahrung bestellen
- Austritts-Assessments (durch Qualitätsbeauftragte, Pflege und Physiotherapie
- Konsultations-Termine festlegen bei Hausarzt/Facharzt (Quick-Bestimmung!)
- Individueller Aktionsplan schriftlich (als Kurzaustrittsbericht an Hausarzt und direkt an Patienten abgegeben) und mündlich (Austrittsgespräch), individueller Trainingsplan und Ernährungsplan
- **geplante Austrittsgespräche** von Pflege, Stationsarzt, Rehakoordinatorin
- ausführlicher Austrittsbericht und ICD-Kodierung innert 24 Stunden nach Austritt

- Telefonische Nachfrage nach 1–3 Wochen durch Reha-koordinatorin
- eventuell drittes (Verlaufs-) Assessment nach 6 Monaten durch Qualitätsbeauftragte

Derart detaillierte Behandlungspfade mussten auch für die anderen häufigen Rehabilitations-Diagnosen erstellt werden. Kein Wunder also, dass dies alles sehr personalintensiv ist und viel Zeit kostet. Sie wurden zwar «interdisziplinär» erarbeitet, aber sehr «patientenzentriert», wie das immer so schön behauptet wurde, sind sie nicht!

Dieses damit immer enger werdende «Korsett» behindert eine individuell den verschiedenen Patientenbedürfnissen angepasste ärztliche, pflegerische und therapeutische Tätigkeit und erschwert notwendige Veränderungen und Innovationen. Zudem wird es deswegen immer schwieriger oder sogar unmöglich, klinische Forschung zu betreiben und auch gute Weiter- und Fortbildung für das Personal anzubieten.

Gesundheitsdaten

Die Schweiz verfügt leider nur über Finanzdaten für das Gesundheitswesen und kaum über Gesundheitsdaten. Heute interessiert die Manager und Politiker nur der Gewinn, der EBIT (Earnings Before Interest and Taxes), als Erfolg eines Spitals oder einer Arztpraxis und nicht die Verbesserung des Gesundheitszustands der Patienten.

Die einzige verlässliche und für das ganze Land vollständige Quelle für Gesundheitsdaten war bis zu Beginn des 21. Jahrhunderts die Todesursachenstatistik des Bundesamts für Statistik BFS. Diese wird seit 1876 aufgrund von Angaben der behandelnden oder den Tod feststellenden Hausärzte und Spitalärzte geführt.

Aber auch diese Statistik ist leider mangelhaft, wie ich schon 1969 in meiner Dissertation am Beispiel von Krebskranken in zwei Kantonen zeigen konnte: *«die Meldungen ihrer Ärzte an dieses Bundesamt lauteten fast immer auf ‹Magenkrebs›, die Berichte über die Autopsien dieser Verstorbenen aber auf ‹Lungenkrebs›, den damals noch nicht so bekannten ‹Raucherkrebs›»* (Brändli 1969).

Auch jetzt wieder haben wir keine sicheren Angaben darüber, wer «mit» einer Covid-Infektion als Nebenbefund oder «wegen» einer solchen verstorben ist. Denn es werden heute nur noch selten Autopsien bei Verstorbenen durchgeführt, nicht nur wegen der Verweigerung durch die Angehörigen, sondern aus Kostengründen. Nach dem Tod einer Person übernehmen die Krankenkassen diese Kosten nämlich nicht. Dabei wäre die Autopsie doch die verlässlichste und effizienteste Qualitätskontrolle in der Medizin!

Die grösste Vollerhebung im Bereich Gesundheit ist die seit 1998 ausgewertete Medizinische Statistik der Krankenhäuser. Sie erfasst alle Hospitalisationen in den schweizerischen Krankenhäusern (rund 1,5 Millionen Fälle pro Jahr) und erlaubt die Angabe von bis zu 50 Diagnosen pro Patienten und von über 100 verschiedenen Behandlungen.

Aus eigener Erfahrung weiss ich aber, dass auch hier die Diagnosen «manipuliert» werden: um höhere Einnahmen auf Grund der Fall- oder Tagespauschalen zu erzielen, werden diejenigen Diagnosen zuoberst aufgelistet, welche höhere Fallpauschalen-Zahlungen bewirken. Dazu werden die Ärzte und/ oder die Kodierenden von den Spitalmanagern regelmässig und energisch aufgefordert. So also zum Beispiel wird eine begleitende oder auch nur vermutete Lungenentzündung und nicht die zu Grunde liegende COLK als Hauptdiagnose angeführt, weil damit eine höhere Fallpauschalen-Zahlung resultiert.

Dies führt zu einer verzerrten Darstellung der Bedeutung von chronischen Erkrankungen, wie zum Beispiel auch von Diabetes. Mit den so gemeldeten Daten wären zwar Analysen der durchschnittlichen Behandlungsdauer, der Häufigkeit von Re-Hospitalisierungen sowie der Sterberaten in den einzelnen Spitälern möglich. Leider sind sie jedoch mit einem für eine verlässliche Qualitätskontrolle nötigen Detaillierungsgrad nur innerhalb des BFS und des BAG zugänglich (Zellweger 2019).

Die Schweiz publiziert leider keine Qualitätsdaten über die Spitäler. Es gibt nur Auswertungen über die von den Verwaltungen verschickten Fragebogen zur Patientenzufriedenheit, die leicht manipulierbar sind. Eine gute Küche mit Wahlmenus und ein hotelähnlicher Neubaustandard von Patientenzimmern und Lobby verhelfen dabei am sichersten zu guten Antworten. Dies führt nur zu einem «Komfort»-Wettbewerb statt zu mehr Behandlungs-Qualität!

Statt noch mehr Finanzdaten sollte das subjektive Befinden der Patienten regelmässig erfasst werden, zum Beispiel durch die sogenannten PROMS (Patient Reported Outcome Measures). Patienten, welche sich besser betreut fühlen, zeigen auch ein längeres Überleben nach Spitalaustritt. Beispiele für PROMS sind das von Stephan Büchi bei COLK-Patienten eingeführte bereits erwähnte Messinstrument für die Patientenbefindlichkeit PRISM (Büchi 2002) oder das «Feeling Thermometer» mit einer leicht verständlichen Visual Analog Skala (Puhan 2004).

Kosten und Nutzen der Rehabilitation

Die stationäre Rehabilitation verursachte im Jahr 2017 in der Schweiz Kosten in der Höhe von 1,84 Milliarden Franken. Das sind 9,8 % der Gesundheitsausgaben für die gesamte stationäre Spitaltätigkeit (EDI 2019; Ruprecht 2019). Die Rehabilitation ist damit auch in der Schweiz zu einem bedeutenden Teil des Gesundheitsangebots geworden.

Heute leiden bereits 13-14 % der Bevölkerung an einer subakuten oder chronischen Erkrankung und/oder an Behinderungen. Diese nehmen als Folge von Zivilisationskrankheiten und von Unfällen, aber auch nach operativen Eingriffen weiter zu. So wurde in Rehabilitationskliniken in den Jahren von 2012 bis 2017 eine Zunahme der Einweisungen um ein Drittel verzeichnet. Insgesamt betragen diese heute jährlich zwei Millionen oder 17 % aller Spitaltage in der Schweiz. Eine Hauptdiagnose in der Rehabilitation ist im Durchschnitt jeweils mit sechs Nebendiagnosen verbunden, was die grosse Komplexität dieser polymorbiden Patienten illustriert. 82 % dieser Patienten konnten dennoch anschliessend wieder nach Hause entlassen werden.

Ich habe versucht, aufgrund der mir zur Verfügung stehenden Jahresberichte (es fehlen mir diejenigen von 1988, 1990 und 1996) die wirtschaftlichen Daten der Höhenklinik Wald für die Jahre 1977 bis 2013 zusammenzustellen (nach 2013 wurden leider keine detaillierten Finanzdaten für die einzelnen Höhenkliniken mehr publiziert):

	1977	1980	1991	1995	2000	2001	2002	2004	2007	2013
Anzahl Patienten	1090	1227	1954	2310	2403	2296	2319	2357	2175	2083
Kosten total x1000 SFR	6'396	7'152	16'018	20'959	23'677	26'221	29'626	30'761	30'959	41'974**
Kosten/Fall SFR	5868	5'829	8'198	9073	9853	11'420	12'840	13'051	14'214	17'692
Kosten/Tag SFR	136	158	341	432	469	544	611	621	618	769
										**inklusive ZAR
Defizit total x1000	3'095	2'306	789	1'639	6'809	9'505	13'396	12'350	8'122	409*
Kostendeckungsgrad %	52	68	95	92	71	64	55	60	74	100
										*neue Taxordnung
Aufenthaltsdauer Tage	43	37	24	21	21	21	21	21	23	23
Bettenbelegung %	89	86	89	92	96	93	91	93	94	92
Anzahl Mitarbeitende (Vollzeitäquivalente)	137	153		208	238	256	273	292	285	305

**inklusive ZAR, dem Zentrum für ambulante Rehabilitation;
*neue Tagespauschalen; im Jahr 2013 eingeführt

Die nach dem Jahr 2000 mit Einführung der neuen Führungsstruktur ansteigenden Fallkosten sind hauptsächlich verursacht
durch höhere Personalkosten trotz gleichbleibender Patienten-
zahl und Aufenthaltsdauer. Daten über bessere Patientenzufriedenheit in diesem Zeitraum gibt es leider nicht. Auch der
Ausbau der Neurorehabilitation mit ihrem höheren Personal-
aufwand und insbesondere auch die Inbetriebnahme einer
Überwachungsstation mit 6 Betten haben zu dieser Kostensteigerung beigetragen.

Das dadurch rasch steigende Klinikdefizit, das bisher vom
Kanton getragen wurde, wird mit der 2013 geänderten Tax-
ordnung mit höheren Tagespauschalen jetzt zunehmend auf
die Versicherer und die Prämienzahler selbst überwälzt. Seit
1943 hatte der Kanton mit seinen kantonalen Subventionen das
Defizit der Höhenkliniken anfänglich teilweise und seit 1981
ganz übernommen. Seit 2013 müssen jetzt auch die Höhenkliniken neu ganz «auf eigenen Füssen stehen»!

Ein neues nationales Tarifsystem speziell für die stationäre
Rehabilitation wurde in einem über 20 Jahre dauernden Pro-

zess ausgearbeitet. Es wurde mit einer neuen Version von Tagespauschalen, ST-Reha-1.0 genannt, bereits auf 1. Januar 2022 eingeführt und soll jetzt Verbesserungen bringen. Die Rehabilitationsleistungen in den einzelnen Leistungsbereichen werden verschiedenen Kostengruppen zugeteilt, was zu insgesamt 21 verschiedenen Tarifen führt, welche für den ganzen Klinikaufenthalt jeweils konstant angewandt werden sollen. Dieses neue Tarifsystem soll als Einführungsversion verstanden werden, die aufgrund der zu liefernden Daten der Spitäler sicher noch weiter verbessert werden muss (Trezzini 2022).

Ich frage mich aber, Verbesserungen für wen?

Sicher nicht für die Patienten, welchen von den Managern und den Vertrauensärzten ihrer Krankenkassen und Versicherungen der Zugang zur Rehabilitation aus Kostengründen zunehmend erschwert wird!

Aber auch nicht für die Rehakliniken als Unternehmen, die zwar versuchen werden, mit hochbezahlten Kodierern die Diagnoselisten ihrer Patienten «teurer» zu machen (mit «upstaging»), während die Versicherer mit ebenso vielen meist aus früheren Pflegefachpersonen rekrutierten hochbezahlten Kontrolleuren diese wieder «down-stagen» wollen.

All das verursacht einen immensen administrativen Aufwand und raubt den Mitarbeitern Zeit, die dann bei der Betreuung der Patienten fehlt. Diese Situation hat der Klinikchef eines Akutspitals kürzlich so formuliert:

Es lässt sich nicht wegdiskutieren: Wir befinden uns in einem wachsenden Spannungsfeld zwischen sinnvoller Medizin und Betriebsökonomie; wir befassen uns immer mehr mit administrativen Tätigkeiten und wenig wertschöpfenden «Bullshit Jobs». Unsere eigentliche Existenzberechtigung als Ärztinnen und

Ärzte im klinischen Alltag – nämlich die optimale Behandlung kranker Menschen und die Ausbildung eines exzellenten Nachwuchses – droht dabei mitunter etwas in Vergessenheit zu geraten. (Huber 2022).

Zukunftspläne und Abschied

Im Hinblick auf meine Pensionierung erstellten wir bereits
2005 zusammen mit Raphael Koller, meinem kardiologischen
Chefarztkollegen, für die Planung unserer Nachfolge diese damalige Zukunftsvision, hier nur für die pulmonale Rehabilitation im Detail angeführt:

Zukunftsvision Pneumologische Rehabilitation
(erstellt 2005, also vor 17 Jahren)

1. Trend / Entwicklung in den letzten Jahren

Die pulmonale Rehabilitation ist die wohl wirksamste und
kosteneffizienteste Massnahme bei der Behandlung der chronischen obstruktiven Lungenkrankheit (COLK) und bei weiteren
akuten und chronischen Lungenkrankheiten.

In den letzten 10 Jahren wurden aufgrund des Bedarfs in
der Schweiz insgesamt 40 Zentren für ambulante pulmonale
Rehabilitation. Diese konkurrenzieren die stationäre Rehabilitation, obwohl oder weil noch keine klaren Zuweisungs-
richtlinien – getrennt für stationäre und ambulante Rehabilitation – bestehen.

Zwischen 1969 und 1999 haben die Todesfälle an COLK in
der Schweiz um 134 % zugenommen, wogegen bei den anderen
chronischen Krankheiten eine Abnahme zu verzeichnen ist.
Auf Grund der Daten der schweizerischen Umweltstudie SA-
PALDIA wird die Zahl der Patienten mit COLK auf 5 % der
Bevölkerung, d. h. 60 000 im Kanton Zürich geschätzt. Davon
mussten aufgrund der Daten des Bundesamts für Statistik BFS von

2002 mindestens 1000 pro Jahr im Kanton Zürich hospitalisiert werden:

Haupt-Diagnose nach ICD-Codierung
(0,6 % aller Hospitalisationen; BFS 2005)

COLK in den Schweizer Spitälern / davon in der Zürcher Höhenklinik Wald

	1998	2000	2002 /	2001	2002	2003	2004	2005 (-30.06.)
Bronchitis								
J40-42	607	782	718	2	0	0		
Emphysem								
J43	409	445	427	3	1	2		
COLK								
J44	5128	6592	7007 /	169	173	189	189	112
Gesamt COLK	**6144**	**7819**	**8152 /**	**169**	**173**	**194**	**190**	**114**

Die heute meist im Anschluss an eine akute Exazerbation oder Operation von den Akutspitälern aus dem Kantonsgebiet zugewiesenen Patienten werden immer kränker und pflegebedürftiger. Dies zeigt sich u.a. daran, dass jährlich in der ZHW ca. 30 Patienten an den Folgen ihrer Krankheit versterben, vorwiegend an COLK oder Lungenkrebs.

Damit sind die aktuell 18 Betten der pneumologischen Rehabilitation bei einer sehr hohen Bettenbelegung ausschliesslich mit Patienten mit pneumologischen Hauptdiagnosen belegt. Aufgrund der stattgefundenen Reduktion des pneumologischen Bettenangebots stösst die Abteilung saisonbedingt an die Grenzen ihrer Kapazität.

Es zeigt sich damit klar, dass eine fixe Zuteilung von Abteilungen und Betten auf die einzelnen Rehabilitationsgebiete, nur schon zwischen Pneumologie und Kardiologie, zu grossen Abgrenzungsproblemen führt und die Flexibilität in der Behandlung und die optimale Bettenbelegung erschwert. Die zügige Aufnahme von angemeldeten Patienten ist, bei freier Kapazität, zeitweise nur dank einem möglichen Floating auf eine muskuloskelettale Station möglich. In den anderen Zeiten kommt es zu Wartezeiten oder im schlechtesten Fall keiner Aufnahme der Patienten in der ZHW.

2. Erwartete Nachfrage – Prognose

• Tuberkulose
Im Kanton Zürich erkranken jedes Jahr immer noch 100 Menschen an Tuberkulose. Davon wird nur etwa die Hälfte hospitalisiert, während viele heute von Anfang an ambulant medikamentös behandelt werden. Es handelt sich vorwiegend um im Ausland geborene Patienten und Patienten in komplexen psychosozialen Situationen und mit medizinischen Problemen wie resistente Tuberkulose und/oder Immunschwäche-Krankheit. Die Isolation und stationäre Behandlung dauert wohl auch in Zukunft nur noch 14 bis 21 Tage. Es ist keine Änderung der Nachfrage zu erwarten.

• COLK
Hier ist aus den oben erwähnten Gründen und dem Trend zur Verkürzung der Hospitalisationsdauer in Akutspitälern, insbesondere nach der von der Gesundheitsdirektion geplanten Einführung von Fallpauschalen, eine Zunahme zu erwarten. Der zunehmende Anteil von Patienten in fortgeschrittenem

Krankheitsstadium wird den pflegerischen Aufwand weiter hochhalten. Dazu kommen deutliche saisonale Schwankungen – wegen Hitzeperioden, Smog-Anteil in der Luft, etc.

• Lungenkrebs

Die ZHW hat einen Leistungsauftrag für die Behandlung von Lungentumoren insbesondere Bronchuskarzinom und Mesotheliom (Brustfellkrebs) im Rahmen des Rehabilitationsauftrages. Es handelt sich vor allem um Weiterführung der Akutbehandlung nach Lungenoperationen oder Bestrahlungen oder Chemotherapie im Universitätsspital Zürich, Kantonsspital Winterthur, Stadtspital Triemli, sowie in Privatspitälern.

• Schlafmedizin

Die ZHW hat seit 1980 als erste in der Schweiz ein Schlaflabor für die Untersuchung und Behandlung von respiratorischen Störungen im Schlaf. Sie bildet heute zusammen mit der ambulanten Psychiatrie (PZW) des GZO in Wetzikon das Zentrum für Schlafmedizin Zürcher Oberland mit über 400 ambulanten Untersuchungen pro Jahr.

Für die Einstellung und Instruktion der Heimventilation ist bei einem Teil dieser Patienten eine Hospitalisation notwendig. Aus personellen und infrastrukturellen Engpässen konnte dieses Fachgebiet bisher nicht weiter ausgebaut werden. Es ist mit einer weiteren Zunahme von heimventilierten Patienten im Einzugsgebiet zu rechnen, welche ausser in der ZHW, heute nur noch im Universitätsspital Zürich und im Mathilde Escher-Heim in Zürich stationär behandelt werden können.

• **Arbeitsmedizin**

Durch die Suva wurden Patienten mit Lungenkrankheiten als Invaliditätsursache bisher zur Abklärung und Behandlung der Thurgauisch-Schaffhausischen Höhenklinik (TSH) zugewiesen. Möglicherweise könnte dieses Aufgabengebiet, nach der bereits erfolgten Schliessung der TSH, bei entsprechendem personellem Aus- und Aufbau der Fachkompetenz durch die ZHW mit übernommen werden.

• **Kompetenzzentrum Rauchentwöhnung**

Das aktuelle Rauchentwöhnungsprogramm wäre ohne grössere Massnahmen auch für zusätzliche Aufhörwillige ausbaubar.

3. Empfehlung für die pneumologische Rehabilitation

Für die nächsten Jahre wird mit einer insgesamt notwendigen pneumologische Bettenzahl von 24 bis 36 Betten gerechnet. Diese muss nicht ausschliesslich am Standort Wald, sondern könnte auch teilweise am Standort Davos angeboten werden. Voraussetzung ist aber die Erfüllung der folgenden Empfehlungen:

– Ausbau der Kaderarzt-Stellen im Leistungszentrum. Dies würde die Teilzeit- oder konsiliarische Anstellung von Fachärzten mit Akkreditierungsanerkennung für Pneumologie, Schlafmedizin und/oder Kompetenz in Raucherentwöhnung oder Arbeitsmedizin erlauben.

– Überprüfung der notwendigen personellen Ressourcen der Pflege und Therapie und Anpassung an die Erfordernisse.

Auch die erneute bauliche Sanierung wäre wieder nötig!

Mir war bereits 2007 klar, dass die Klinik schon damals, 20 oder spätestens 30 Jahre nach der 2. Sanierung in den 80er Jahren, auch baulich wieder den gestiegenen medizinischen und technischen Anforderungen und auch den Komfortwünschen der heutigen Patienten angepasst werden musste. Der Prozess zur Erneuerung hätte deshalb frühzeitig noch vor meiner Pensionierung gestartet werden sollen, hatte es doch auch bis zum letzten Umbaubeginn von 1982 ganze fünf Jahre Vorbereitungszeit dazu gebraucht. Ich brachte dies deshalb bereits 2001 erstmals in der Klinikleitung zur Sprache.

2002 organisierte ich zudem eine Besichtigung der neu eröffneten Rehabilitationsklinik REHAB in Basel, zusammen mit CEO Thomas Kehl, den Chefärzten Urs Hürlimann und Raphael Koller und Margret Hund, unserer neuen Leitenden Ärztin in der Neurologie und späteren Chefärztin dieser REHAB. Besonders eindrücklich für uns waren die kuppelartigen Dachfenster in den Patientenzimmern, die den Patienten den Blick in den Himmel sehr schön auch im Liegen erlaubten, und die bepflanzten Innenhöfe. Beim Bau war auch sehr viel Holz verwendet worden. Ich wollte damit bewirken, dass die dortigen Architekten Herzog & de Meuron auch für eine Gesamtplanung für die Klinik in Wald eingeladen werden sollten, da sie bereits sehr viel Erfahrung mit dem Bau einer Rehaklinik und von anderen Spitälern hatten. Später sollten sie zum Beispiel auch das neue Kinderspital in Zürich planen können.

Leider blieb diese Idee ohne Erfolg! Der Stiftungsratsausschuss lehnte meinen Antrag für eine Gesamtplanung schnöde ab und gab mir sinnbildlich *«einen Kübel mit weisser Farbe, mit der ich die in die Jahre gekommenen Wände der Klinik neu streichen lassen könne»*.

Geplante und überraschende Rücktritte

Als ich im Frühjahr 2006 an einer Chefärztesitzung mein schon lange bekanntes Rücktrittsdatum von Ende September 2007 erwähnte, erlebte ich eine unerwartete doppelte Überraschung: zuerst kündigte der Kardiologe Raphael Koller an, dass er in Wil SG eine kardiologische Doppelpraxis zu übernehmen gedenke. Darauf überraschte uns unser Chefarztkollege Urs Hürlimann mit der Mitteilung, auch schon Ende 2006 die Klinik vorzeitig zu verlassen und als Versicherungsmediziner in die AXA, die damalige Winterthur Versicherung, zu wechseln. Also mussten in meinem letzten Amtsjahr auch diese beiden wichtigen Chefarztposten zusätzlich wieder neu besetzt werden, was mit Javier Blanco als erfahrenem Rehabilitationsmediziner und mit Volkhard Berg als Kardiologen noch rechtzeitig vor meiner Pensionierung gelang.

Ich hatte das grosse Glück, meinen früheren Assistenzarzt Alexander Turk als einen bestens ausgebildeten, sympathischen und sehr fähigen Nachfolger für die Neubesetzung meiner pneumologischen Chefarztstelle vorschlagen zu können. Er war damals Oberarzt auf der Pneumologie des USZ und bewarb sich mit Erfolg. Leider konnte ich ihm für seine Frau und die drei Kinder nicht mehr das grosse Chefarzthaus in Kliniknähe in Aussicht stellen, denn dieses war inzwischen nach meinem Wegzug in ein Drei-Familienhaus umgebaut und an andere Mitarbeiter vermietet worden.

Ich hatte zwar kurz daran gedacht, gegen Ende meiner Zeit als Chefarzt etwas kürzer zu treten, also am Montagmorgen nicht schon um 7 Uhr in die Klinik zu kommen. Doch merkte ich bald, dass dies dem Betrieb nicht gut tat und den Wochenstart in der Klinik behinderte. Ich wollte meinem Nachfolger eine intakte, voll belegte Abteilung übergeben und durfte nicht nachlassen. Deswegen blieben mir kaum Möglichkeiten, mich für die Zeit nach der Pensionierung vorzubereiten. Und so ging es weiter bis zum Schluss ziemlich hektisch zu.

Zuerst gab es am 23. September 2007 ein privates Geburtstagsfest mit meiner Familie und Gästen im damals noch vom Ehepaar Tenüd geführten Aussichtsrestaurant Lauf vorne an der westlichen Krete des Faltigbergs.

Dann folgte der Abschiedsanlass in der Klinik am 27. September in den beiden zusammengeschalteten Therapieräumen in einem neuen Anbau an die Klinik:

Dabei schilderten Nino Künzli, inzwischen Professor an der Universität Basel und bis April 2020 Vizedirektor am Schweizerischen Tropen- und Public Health Institut (Swiss TPH) sowie Direktor der Swiss School of Public Health (SSPH+) geworden, unsere gemeinsame SAPALDIA-Forschung. Milo Puhan, Professor und Direktor des Instituts für Epidemiologie, Biostatistik und Prävention (EBPI) der Universität Zürich, berichtete über seinen Forschungsstart als Assistenzarzt in der Höhenklinik. Professor Erich Russi, mein immer wohlwollender Partner als Direktor der Pneumologie im USZ, verabschiedete mich mit dem mir sehr willkommenen Angebot, mich als wissenschaftlichen Mitarbeiter im USZ ehrenamtlich weiterarbeiten zu lassen.

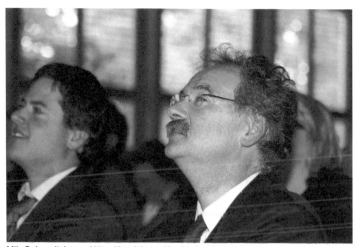

Milo Puhan, links, und Nino Künzli beim Abschiedsanlass

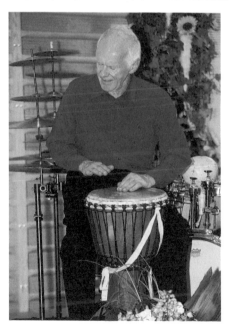

Der bekannte Perkussionist
Pierre Favre spielte für mich

Aus meiner anschliessenden Dankesrede habe ich hier stich-
wortartig einige Abschnitte festgehalten:

- *Verabschiedung am vorletzten Arbeitstag mit den Pauken-
schlägen von Pierre Favre, der nach der «Nacht ohne Schlaf»
zum 25-Jahre Jubiläum unseres Schlaflabors und Zentrums
für Schlafmedizin vor zwei Jahren erneut für ein Konzert
hierhergekommen ist und zeigt, was man mit 70 Jahren noch
alles leisten kann:*
- *die Hoffnung, dass für die ganze Klinik jetzt endlich Neubau-
pläne in Arbeit seien und hoffentlich bald vom Stiftungsrat
genehmigt würden, damit die Höhenkliniken Wald und Davos-Clavadel auch im 21. Jahrhundert weiterbestehen*
- *die Zürcher Höhenkliniken seien Pionierspitäler, etwa mit der
Einführung der elektronischen Krankengeschichte «Phoenix»
1997 und eines Schlaflabors bereits 1980*
- *es hätten sich viele der 279 Assistenzärztinnen und -ärzte hier
eingefunden, die im Verlauf der letzten 30 Jahren einen Teil
ihrer Weiterbildung hier leisteten*
- *und dass mein Nachfolger Alexander Turk auch erst 36-jährig
sei und ich ihm an meinem darauffolgenden letzten Arbeitstag die Verantwortung für die Patienten und dazu bereits
einen Schutzhelm wegen den niedrigen Decken der schon
109-jährigen Klinik übergebe.*

Am nächsten Tag gab ich dann Alexander Turk die Schlüssel
zur Klinik, die er von seiner früheren Tätigkeit her bereits gut
kannte, und stellte ihm meine Patienten und Mitarbeiter vor.
Ich folgte dabei dem Vorbild meines Vorgängers und hielt
eine längere Überlappungszeit nicht für nötig, sondern für
den Nachfolger sogar hinderlich. Ich bot ihm jedoch meine
weitere Unterstützung an, so auch vier Jahre später bei seiner

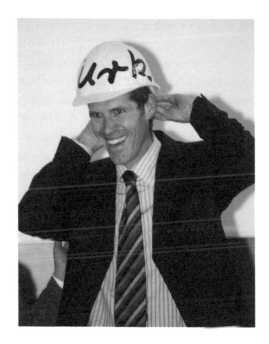

Alexander Turk, mein
Nachfolger als
Chefarzt Pneumologie

Wahl zum Präsidenten der Lungenliga, heute Verein Lunge
Zürich.

Zwei Tage später bereits flog ich für die nächsten drei Monate wieder nach New York, wo ich als Gastarzt auf der Lungenabteilung des Bellevue Spitals weiterarbeiten konnte, am
selben Ort, den ich vor 32 Jahren verlassen hatte.

Ich blieb so der Medizin auch weiterhin treu, bis heute.

Ich bin davon überzeugt, dass man auch über das offizielle
Pensionierungsalter hinaus in seinem Beruf als Arzt tätig bleiben soll, wenn die eigene Gesundheit dies zulässt. Und zwar
auch deshalb, weil ich als Stipendiat ein Gymnasium besuchen
und anschliessend auf Kosten des Staates und seiner Steuer-

zahler sechs Jahre lang Medizin studieren durfte. Dafür bin ich zeitlebens dankbar geblieben.

Ich machte jetzt Stellvertretungen in Spitälern und Praxen und arbeitete von zuhause aus konsiliarisch und als Gutachter. Damit wollte ich auch mithelfen, die weitere Zuwanderung, und damit den «Braindrain» von Ärztinnen und Ärzten aus ihren meist ärmeren Herkunftsländern in die Schweiz zu verringern. Deshalb blieb ich auch als «Hausarzt» seit 2015 in der Permanence www.ApoDoc.ch beim Bahnhof Hardbrücke weiterhin berufstätig.

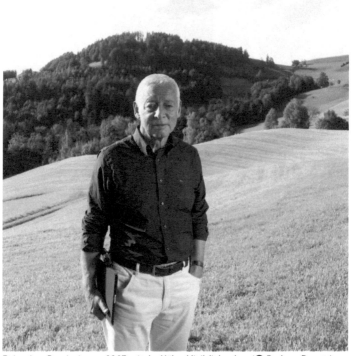

Bei meiner Pensionierung 2007, mit der Höhenklinik links oben (© Barbara Davatz)

2017 zum zweiten Mal in der Höhenklinik

Als ich am 9. Januar 2017 erstmals nach 10 Jahren wieder mein früheres Chefarztbüro in der Höhenklinik betrat, lag dort ein Begrüssungsschreiben meines Nachfolgers Alexander Turk auf dem Tisch:

Vielen Dank für Deinen spontanen Einsatz für die Pneumologie! Ich habe die Einrichtung hier bewusst in den letzten 10 Jahren nicht verändert, damit Du alles wieder findest!

Es war immer noch das gleiche Mobiliar, dieselben Schränke, zum Teil auch mit unverändert beschrifteten Hängeregistraturen. Nur die Bilder und Diplome hatte er ausgewechselt.

Alexander Turk hatte – für mich gut verständlich – nach 10 Jahren als Chefarzt in Wald Ende Dezember 2016 die Stelle als Chefarzt der Inneren Medizin im neu umgebauten See-Spital in Horgen angetreten. Dieses würde ihm mehr Wirkungs- und Gestaltungsmöglichkeiten bieten als das enge «Führungskorsett» damals in der Höhenklinik. Zudem war Alexander Turk bei der Wahl zum Ärztlichen Direktor trotz ausgezeichneten Qualifikationen und seinem ersten Platz im Assessmentverfahren leider übergangen worden. Der seit 2001 als CEO amtierende Thomas Kehl hatte dieses Amt überraschend anstelle von Turk selbst übernommen.

Alexander Turk blieb jedoch weiterhin mit seiner Familie in der Gemeinde Wald wohnen.

Das See-Spital in Horgen hatte ich selbst schon von 2014 bis 2016 als Stellvertreter des Leitenden Arztes der Pneumologie als sehr guten Arbeitsplatz kennengelernt. Ich verstand deshalb nur zu gut, dass Alexander Turk diese Stelle und die Akutmedizin der Höhenklinik vorgezogen hatte. Denn ich hatte auch einige Jahre nach meinem Stellenantritt in Wald ein ähnliches Angebot von den zuweisenden Ärzten des Spitals in Uster erhalten, dort die Chefarztstelle in der Inneren Medizin zu übernehmen. Damals lehnte ich dies ab, aus Rücksicht auf meine eben erst begonnene Aufbauarbeit in der Höhenklinik Wald und um meiner Familie einen erneuten Umzug zu ersparen.

Alexander Turk und sein Leitender Arzt Stephan Keusch hatten mich jetzt gebeten, bis zum Stellenantritt seines Nachfolgers Marc Spielmanns als Pneumologe ad interim auszuhelfen. Ich sollte in Wald die ambulante Sprechstunde mit einem grossen Patientenstamm, vor allem auf dem Gebiet der Schlafmedizin, weiterführen. Obwohl ich damals bereits als Haus- und Notfallarzt in der von Dr. Jürg Müller-Schoop neu eröffneten Permanence ApoDoc in Zürich arbeitete, übernahm ich diese zusätzliche Aufgabe für vier Monate bis Ende April 2017.

So reiste ich jede Woche für zwei Tage, weil inzwischen in Zürich wohnhaft, jeweils mit dem öV und dem Postauto wieder auf den Faltigberg und untersuchte dort ambulante Patienten. Einige davon waren mir schon von früher bekannt. Ich erinnere mich gut an eine begleitende Ehefrau, welche mich als damals bereits 75-Jährigen besorgt ansah und fragte: «*Können sie das denn immer noch, Herr Doktor?*» Ich hatte Glück. Die Punktion der feinen Schlagader vorne am Handgelenk für eine Sauerstoffmessung gelang mir auf Anhieb und das rote Blut stieg sofort im Plastikröhrchen pulsierend in die Höhe. Auch meine frühere Chefarztsekretärin Heike Wiebe war immer noch dort und kümmerte sich wieder um meine Arztberichte.

Doch ausser ihr gab es nicht mehr viele vertraute Gesichter in der Klinik. Der Personalwechsel hatte sich weiter akzentuiert. Und auch das Gebäude zeigte bereits deutliche Abnützungszeichen. Warum wurde die doch überfällige Sanierung nicht schon lange eingeleitet?

Wald als Covid-Klinik

Am 31. Januar 2020 wäre ich beinahe tödlich verunfallt. Nach einem anstrengenden Kraft- und Ausdauertraining, nach einer längeren Trainingspause im Fitnesscenter, erlitt ich beim Zeitunglesen im Stehen eine vasovagale Synkope: Ich verspürte kurz einen Druck auf der Brust, dann wurde mir schwarz vor den Augen und ich verlor das Bewusstsein. Beistehende berichteten mir später, ich sei wie ein Brett nach hinten gekippt, zum Glück genau zwischen die zwei hinter mir stehenden Rudergeräte, direkt auf den Hinterkopf. Wäre ich auf eines dieser Geräte gestürzt, hätte ich wohl einen Genickbruch erlitten und hätte gelähmt oder tot sein können.

Als ich kurz darauf wieder zu mir kam, standen bereits die herbeigerufenen Sanitäter über mir und fragten nach meinem Namen. Nach einigen bangen Minuten konnte ich mich dann wieder an meine Zeitungslektüre erinnern. Obwohl ich nur eine blutende Wunde am Hinterkopf hatte, transportierten sie mich mit der Ambulanz in die Notfallstation des USZ zum Durchchecken. Nach den einige Stunden dauernden Untersuchungen dort meinte meine Frau Prof. Dagmar Keller, die Chefärztin der Notfallstation, ich solle mich das nächste Mal doch hinsetzen zum Zeitunglesen.

Bei dieser Gelegenheit erinnerte ich Frau Keller daran, dass die Zürcher Höhenklinik Wald eine ideale Ausweichstation wäre, falls die Corona-Fallzahlen auch im USZ rasch in die Höhe schnellen würden. Vor dem Eingang zur Notfallstation war schon damals bereits ein Zelt als Triagestation aufgebaut worden.

Kurz danach, am 27. Februar 2020, hatte auch Zürich bereits den ersten Patienten mit dem neuen SARS-CoV2-Virus aus Italien im Triemlispital.

Und so wurde die Höhenklinik zur Covid-Klinik!

Dazu der eindrückliche Beitrag von PD Dr. Marc Spielmanns, seit 2017 Chefarzt der pulmonalen Rehabilitation in Wald und seit 2021 auch in Clavadel, zudem ärztliche Direktor der Reha-Klinik Wald und Leiter des Schlafmedizinischen Zentrums Zürcher Oberland am GZO in Wetzikon:

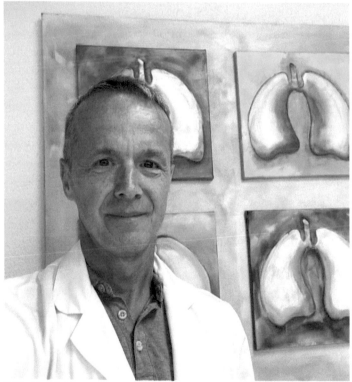

PD Dr. Marc Spielmanns

Die COVID-19 Pandemie

Im Dezember 2019 kam es in Wuhan, einem Ort in der chinesischen Provinz Hubei, zu einem Ausbruch eines neuartigen Virus. Innerhalb weniger Monate entwickelte sich der Ausbruch von SARS-CoV2 zu einer Pandemie mit bis dahin noch unbekannten Auswirkungen auf alle Strukturen der Gesundheitssysteme weltweit.

Das Virus, welches vorrangig die Atemwege befällt, führte bei einer Infektion häufig zu den dafür typischen Symptomen Husten, Dyspnoe und Fieber. Weiterhin konnte eine COVID-19-Infektion zu einer Systemerkrankung führen und war somit nicht nur auf die Atemwege beschränkt, sondern konnte auch andere Organsysteme wie den Gastrointestinaltrakt (Diarrhö) oder das periphere Nervensystem (Störungen des Geruchs- und/oder Geschmackssinnes) betreffen. Bei Befall des Zentralnervensystems waren auch Symptome wie Kopfschmerzen, Schwindel oder Abgeschlagenheit häufig beschrieben. Nicht selten wurden auch schwere Komplikationen wie thromboembolische Ereignisse, septischer Schock oder Organversagen beobachtet. Insbesondere für Patienten mit Komorbiditäten nahm die Erkrankung mit COVID-19 oftmals einen schwereren Verlauf und war mit einem Aufenthalt auf einer Intensivstation verbunden. Ähnlich wie bei anderen Erkrankungen, die eine intensivmedizinische Betreuung erforderlich machen, litten post-COVID-19-Patienten nach Überwindung der Akutphase zusätzlich zu den COVID-19 typischen Komplikationen häufig auch unter einer Angststörung und Depressionen. Die körperlichen und auch psychischen Folgen führten dazu, dass die Patienten im Anschluss an die Akutphase der Erkrankung eine pneumologische Rehabilitation benötigten. Dabei wurde zumeist aufgrund der Schwere der Erkrankung eine stationäre Rehabilitation bevorzugt …

Ein COVID-19 Outbreak zu Beginn der Pandemie 2020

Zu Beginn der Pandemie waren die Kenntnisse bezüglich der Übertragungswege und der erforderlichen Schutzmassnahmen noch eher gering. Hinzu kam ein Mangel an Schutzmasken, da der Markt sehr schnell leergekauft wurde. Auch die Sensibilität gegenüber den Infektionswegen und der Schwere der Infektion war sowohl bei den Patienten als auch beim Personal noch nicht ausreichend vorhanden. So kam es, dass wir zu Beginn der ersten Welle der Pandemie im Frühjahr 2020 einen Outbreak mit COVID-19 Infektionen in der Klinik Wald erleben mussten. Insgesamt infizierten sich fast gleichzeitig 27 von 150 Patienten mit dem Erreger. Retrospektiv konnte eine Mitarbeiterin als Super-Spreaderin identifiziert werden, welche an einem Wochenende Blutentnahmen im Haus durchgeführt hatte. Sie wusste zu diesem Zeitpunkt noch nicht von der eigenen Infektion, infizierte aber einen Grossteil der von ihr betreuten Patienten, welche dann in der Folge weitere Patienten infizierten. Trotz direkt eingeleiteter Isolationsmassnahmen infizierten sich ausser den Patienten auch zahlreiche Mitarbeiter. Schliesslich aber gelang die Eindämmung der Infektion. Im Folgenden war der Impact der Pandemie nun allen Mitarbeiter geläufig und zunehmend auch den Patienten vor Augen.

Konsequente Schutzmassnahmen im Kontakt zwischen Patienten und Mitarbeitern, keine Durchführung von Gruppentherapien und viele weitere Kontakteinschränkungen führten dazu, dass nur noch kleinere Infektionscluster beobachtet wurden. Hinzu kamen viele Auflagen seitens der Gesundheitsdirektion des Kantons Zürich, wie z. B. die Einführung eines

Besuchsverbots für Angehörige, was für die Patienten eine enorme Restriktion darstellte. Auch die grosse Sonnenterrasse musste für externe Gäste für viele Monate geschlossen werden.

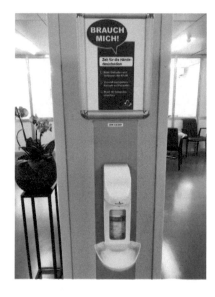

Neu etablierte Schutzmassnahmen beinhalteten das Aufstellen von zusätzlichen Spendern mit Desinfektionsmittel

Für die betroffenen Patienten, die sich während der Rehabilitation mit dem Virus infizierten, bedeuteten die erforderlichen Quarantäne- oder Isolationmassnahmen eine erhebliche Reduktion der therapeutischen Interventionen. Die Daten derjenigen Patienten, die beim initialen Outbreak betroffen waren, wurden analysiert und auch publiziert (Spielmanns 2021[1]). Es zeigte sich, dass sich der Aufenthalt signifikant verlängerte, der messbare Reha-Erfolg aber dennoch deutlich geringer war als bei nicht betroffenen Reha-Patienten.

Die Corona-Station und Umwidmung der Klinik Wald zum COVID-C Spital

Ziemlich schnell wurde allen im Gesundheitssystem tätigen Personen klar, dass die Pandemie für alle in der Patientenversorgung integrierten Berufsgruppen eine grosse Herausforderung sein würde. Neben den zu versorgenden infizierten Patienten, welche schon zur Rehabilitation in der Klinik waren, wuchs zunehmend der Druck, frühzeitig Patienten aus den Akutspitälern zu übernehmen. Dies, um diese zu entlasten und die Aufnahmekapazität der Akutspitäler zu erhalten.

Der Druck auf die Akut-Spitäler steigerte sich sukzessive, bis die Gesundheitsdirektion des Kantons Zürich entschied, Reha-Kliniken zu COVID-C Spitälern umzuwidmen. Wald hatte demnach fortan den Auftrag, leichtere COVID-19-Fälle direkt zu übernehmen und nicht nur Reha-Patienten nach durchgemachter schwerer Infektion. Zwischenzeitlich hatte sich auch die Patientenzusammensetzung in der Klinik erheblich geändert. Bis 50 % der Patienten waren Post-COVID-19-Patienten und Zuweisungen von Patienten mit den üblichen Krankheitsbildern blieben aus. So versorgten wir in der pneumologischen Abteilung überwiegend COVID-19-Patienten, da die Hauptproblematik dieser Patienten im Bereich der Lunge lag.

Im Herbst 2020 eröffneten wir eine Isolationsstation für COVID-19 Patienten, dies auch um eine Kohorten-Isolation durchführen zu können und andere, nicht infizierte Patienten, besser schützen zu können. Das Schlafzentrum und alle anderen ambulanten Tätigkeiten wie z. B. Fachambulanzen oder ambulante Sportprogramme und Services wurden eingestellt. In der wirtschaftlichen Bilanz des Jahres 2020 mussten gegenüber den Vorjahren aufgrund der Freihaltung der Betten ein deutlicher Verlust ausgewiesen werden.

Kardiopulmonale Rehabilitation von Post-COVID-19 in der ZHW

Direkt von Anfang an erfassten wir die Daten von nahezu allen COVID-19 Patienten. Minutiös wurden Ein- und Austritts-Assessments und die anthropometrischen Daten dokumentiert. Aus dieser Datenbank konnten mehrere Publikationen generiert werden. Eine Analyse beinhaltete die ersten Ergebnisse bei Post-COVID-19-Patienten. Hierbei konnte kein Unterschied zwischen zuvor intensivpflichtigen und nicht intensivpflichtigen Patienten bezüglich des Rehabilitationserfolgs gefunden werden (Hermann 2020).

In einer anderen Publikation verglichen wir an einer grösseren Gruppe die Ergebnisse der Post-COVID-19 Patienten mit den üblicherweise in der pneumologischen Rehabilitation behandelten Patienten. Im Vergleich zeigten sich bei den COVID-19-Patienten signifikant höhere Leistungsverbesserungen, was wir auf das grössere Rehabilitationspotenzial zurückführten. Post-COVID-19 Patienten sind akut schwer erkrankt, Patienten mit chronischen Lungenerkrankungen dagegen haben in der Regel eine lange Erkrankungszeit, welche im Vergleich offensichtlich weniger Spielraum für Verbesserung lässt (Spielmanns 2021[2]). Die enormen Verbesserungen in den Assessments liessen sich aber auch nicht bei allen Post-COVID-19 Patienten nachweisen. Rund 25 % zeigten nur ein geringes Ansprechen vor allem im Bereich des Gewinns an Gehstrecke im Sechs-Minuten-Gehtest.

In einem dritten Projekt analysierten wir, welche Prädiktoren sich für diese Patienten zu Beginn der Rehabilitation zeigten. Wir fanden heraus, dass vor allem die Patienten mit deutlicheren Einschränkungen in der Lungenfunktion und der initialen Gehstrecke im Sechs-Minuten-Gehtest, diejenigen waren, welche am wenigstens von der pulmonalen Rehabilitation profitierten (Spielmanns 2021[3]).

Die CORONA-Pandemie stellte die ZHW vor grosse Herausforderungen mit sehr vielen bis dahin nicht gekannten Unwägbarkeiten, welche nicht nur Einfluss auf die Reha-Prozesse hatten, sondern auch für die Mitarbeiter eine enorme Belastung darstellten. Letztendlich konnten aber dank des Engagements aller Beteiligten alle Problemstellungen bewältigt werden.

Dieser Beitrag zeigt eindrücklich, dass die früheren Erfahrungen der Mitarbeiter der Höhenklinik mit Tb-Kranken und die abseitsstehenden Gebäude die Durchführung von Isolationsmassnahmen sich jetzt auch für Covid-Patienten rasch umsetzen liessen. Dies könnte auch bei weiteren Epidemien mit ansteckenden Krankheiten wieder nützlich werden!

Zurück zu meiner Krankengeschichte: Zwei Jahre später am 13. März 2022 hat Covid mich dann auch selbst erwischt! An jenem Abend zeigte mein SARS-CoV-2 Selbsttest, dass ich daran erkrankt war, wohl mit dem Omikron BA.2, das damals in der Schweiz grassierte.

Ich hatte starke Halsschmerzen und Husten und 39.7 Temperatur! Ich blieb aber trotzdem noch ruhig, denn ich war zweimal gegen Covid geimpft und einmal geboostert worden und hatte 14 Tage zuvor im Blut einen sehr hohen Antikörpertiter von 2785 BAU/ml IgG Spike messen lassen. Covid sollte also bei mir glimpflich verlaufen. Eine Woche später war ich denn auch schon wieder gesund.

Jedoch nicht alle werden nach einer Covid-Erkrankung wieder ganz gesund! Long-Covid oder das Post-Covid-Syndrom, im Englischen oft als PASC (post-acute sequelae of COVID-19) oder auch chronic Covid bezeichnet, findet sich bei geschätzt 2 % der Erkrankten. Sie klagen auch 12 Wochen später und teilweise über viele Monate immer noch über Atembeschwerden, aussergewöhnliche Müdigkeit, auch Fatigue genannt, oder kognitive Einschränkungen. Es gibt dagegen leider noch keine gut untersuchte Therapie. Long-Covid kann deswegen auch zu länger dauernder Arbeitsunfähigkeit und zu einer immer grösseren Zahl von Invaliditätsfällen bei der IV und anderen Versicherern führen.

Wie schon bei der Akutbehandlung könnten auch hier die erfahrenen Rehabilitationsspezialisten der Höhenklinik und Aufenthalte in der reizarmen, gesunden Umgebung Hilfe bieten, wie damals bei der Tuberkulose vor der Entdeckung einer wirksamen medikamentösen Therapie. Unter Beobachtung während einiger Wochen in der Klinik könnten auch neue Therapieformen und Konzepte versuchsweise eingeführt und in Studien erforscht werden. Dazu könnte die erprobte Zusammenarbeit von Pneumologen, Kardiologen, Neurologen und Internisten in Wald ideale Voraussetzungen bieten.

Höhenkliniken würden wieder zu «Sanatorien» für diese – einer unbehandelten Tuberkulose sehr ähnlichen – chronischen Formen der Covid-Infektion!

Wie geht es jetzt weiter?

Schon länger war bekannt, dass das Angebot an Rehabilitations-betten für die wachsende Zürcher Bevölkerung nicht aus-reichend war: Gemäss dem von der Gesundheitsdirektion 2012 veröffentlichten Gesundheits-Versorgungsbericht konnten sich damals erst 30 % der Zürcher Reha-Patienten im eigenen Kantonsgebiet behandeln lassen. Von den 21 Reha-Kliniken auf der Zürcher Spitalliste von 2012 lagen nur sieben im Kan-ton selbst: die Rehakliniken Zollikerberg und Kilchberg, die Universitätskliniken Balgrist für Querschnittsgelähmte und in Affoltern für Kinder, die Klinik Susenberg, die Rehaklinik Wald und später auch die Klinik Lengg. Dies bestärkte wohl den Stiftungsrat der Höhenklinik in seinen Ausbauplänen.

Bereits seit Mai 2007 war von der Höhenklinik auf dem Gelände der Klinik Balgrist in einem Zentrum Ambulante neurologische Rehabilitation (ZAR) angeboten worden. Zu-dem war dort auch eine neue Klinik Lengg mit 40 Betten für die wohnortsnahe neurologische Rehabilitation nach Hirn-schlag, Hirnverletzung, Hirntumor oder bei neurologischen Erkrankungen gemeinsam mit der Schweizerischen Epilepsie-Stiftung geplant und später 2014 eröffnet worden. Da sich die Klinik Lengg auf weniger komplexe Neuro-Patienten fokus-sierte, war vorauszusehen, dass sich im Gegenzug der Schwere-grad der Patienten in der Klinik Wald weiter erhöhen würde. Es wurde deshalb sogar bereits eine zweite Bauetappe in der Lengg geprüft.

Die Stiftung hatte damit schon «im Flachland Fuss ge-fasst»!

Verlegung nach Uster?

Am 4. September 2012 musste ich jedoch wie viele andere überraschend aus der Zeitung erfahren, dass der Stiftungsrat der Zürcher Höhenkliniken beschlossen habe, die Klinik von Wald nach Uster zu verlegen (Brändli und Gurtner 2014).

Hier der Text der Medienmitteilung der Klinik dazu:

Spital Uster und Zürcher Höhenkliniken planen Rehabilitationsklinik in Uster

Die Nachfrage nach zentrums- und spitalnahen Rehabilitationsangeboten nimmt seit längerer Zeit stark zu. Dies hat unter anderem auch die Gesundheitsdirektion des Kantons Zürich im Rahmen der Spitalplanung festgehalten. Die Stiftung Zürcher Höhenkliniken verfolgt verschiedene Optionen, um Angebote zu schaffen, die diesem Bedürfnis Rechnung tragen. Dazu gehören unter anderem das erfolgreich angelaufene Zentrum für ambulante Rehabilitation und das gemeinsam mit der EPI-Klinik verfolgte Projekt einer Klinik für Epilepsie und Rehabilitation in der Stadt Zürich. Darüber hinaus hat die Stiftung in den vergangenen Monaten sowohl das bestehende Angebot in Wald als auch mehrere weitere zentrumsnahe Standorte eingehend geprüft.

Aus mehreren Gründen hat sich dabei das Spital Uster als besonders geeignet erwiesen. Das Spital Uster plant derzeit eine Erweiterung. Zwingend ist diese in erster Linie, um zusätzlichen Raum zu schaffen für Notfallstation, Operationen, Intensivpflege, Geburtshilfe, Radiologie und Tagesklinik, sowie für Labor, Sterilisation, Garderobe und Technik. Vorabklärungen haben ergeben, dass die Platzreserven auf dem Gelände ausreichen, um im Rahmen dieser Erweiterung eine Rehabilitationsklinik mit rund 150 Betten zu erstellen, die baulich an das Akutspital angeschlossen ist. Um diese Vorabklärungen zu vertiefen, beantragt der Verwaltungsrat des Spitals Uster der Delegiertenversammlung des Zweckverbands vom 26. September 2012 einen Projektierungskredit von CHF 3.9 Mio. Im Rahmen dieser Projektierungsarbeiten geht es insbesondere auch um die Klärung der Frage, ob das Vorhaben mit einer Gesamtinvestition von rund CHF 250 Mio. realisiert werden kann. Dieses Investitionsvolumen erlaubt einen wirtschaftlichen Betrieb der beiden Kliniken. Gut ein Drittel der Investitionssumme wird auf die neuen Bettenstationen entfallen.

Das gemeinsame Projekt erlaubt eine weitere Vertiefung der langjährigen erfolgreichen Zusammenarbeit zwischen dem Spital Uster und den Zürcher Höhenkliniken. Die enge Zusammenarbeit zwischen Akutspital und Rehabilitationsklinik ist darüber hinaus gesundheitspolitisch und volkswirtschaftlich ein wegweisender Schritt für den Kanton Zürich. Die Erfahrung zeigt, dass die Heilungserfolge steigen, je früher die Rehabilitation einsetzen kann. Die Frührehabilitation und die Rehabilitation von mehrfach erkrankten (polymorbiden) Patientinnen und Patienten sind medizinisch äusserst anspruchsvoll. Sie erfordern eine enge interdisziplinäre Zusammenarbeit zwischen den Spezialisten verschiedenster Sparten der Rehabilitations- und der Akutmedizin. Dafür wird die neue Rehabilitationsklinik mit ihrem umfassenden Rehabilitationsangebot unter einem Dach und der Kooperation mit dem Spital Uster optimale Voraussetzungen bieten. Gleichzeitig können Doppelspurigkeiten in den angebotenen Disziplinen vermieden sowie zentrale Einrichtungen und Dienste gemeinsam genutzt werden. Der Verwaltungsrat des Spitals Uster und der Stiftungsrat der Stiftung Zürcher Höhenkliniken sind davon überzeugt, dass mit der Realisierung des Projekts in Uster ein Spitalcampus mit Modellcharakter nicht nur für den Kanton Zürich, sondern für die ganze Schweiz entsteht. In Vorgesprächen hat auch die Gesundheitsdirektion des Kantons Zürich signalisiert, dass sie dem Vorhaben positiv gegenübersteht.

Für die Stiftung Zürcher Höhenkliniken bedeutet der Schritt nach Uster eine konsequente Weiterführung ihrer Strategie, mit umfassenden und qualitativ hochwertigen Rehabilitationsleistungen die wachsenden und immer komplexer werdenden Bedürfnisse der Patientinnen und Patienten abzudecken. Die neuen Standorte in Zürich und Uster tragen dem erhöhten Bedürfnis nach wohnorts- und zentrumsnaher Rehabilitation Rechnung, während die Klinik in Davos auch künftig neben modernsten Behandlungsmethoden und ausgezeichneter Infrastruktur die klassischen, seit Generationen geschätzten Vorzüge einer Höhenklinik bietet.

Der Entscheid über die künftige Nutzung der Höhenklinik Wald, die in den nächsten Jahren einer umfassenden Sanierung unterzogen werden müsste, wird parallel zu den Projektierungsarbeiten in Uster vorangetrieben. Als Optionen geprüft werden die Weiterführung als Rehabilitationsklinik mit mindestens 100 Betten, die Schaffung eines ähnlichen Angebotes unter gleicher oder neuer Trägerschaft, sowie eine völlig neue Nutzung des Areals. Wenn der Neubau in Uster realisiert werden kann, wird der Betrieb der Höhenklinik Wald in einem ersten Schritt von Wald nach Uster verlegt. Dadurch ist auch während allfälliger Umbauarbeiten ein unterbrechungsfreier Betrieb gewährleistet. Dank der kurzen Distanzen zwischen Uster und Wald können nachteilige Auswirkungen für Mitarbeitende und Patienten auf ein Minimum reduziert werden.»

Störend war dabei für viele, dass Andreas Mühlemann, seit 2009 Präsident der Höhenklinik-Stiftung, gleichzeitig auch der Direktor des sanierungsbedürftigen Spitals in Uster war.

Wurde die Rehabilitationsklinik zum Rettungsanker für das Spital Uster?

In Wald formierte sich sofort starker Widerstand und bildete sich eine Interessengemeinschaft (IG Sani) für den Weiterbestand ihres «Sani», mit diesem seit der Sanatoriumszeit im Volksmund verwendeten Kosenamen für die Klinik.

Eine Orientierungsversammlung dazu am 12. November 2012 durch die Verantwortlichen der Höhenklinikstiftung musste aus Platzgründen in die Kirche dislozieren, da über 200 besorgte Walder Einwohner daran teilnehmen wollten. Mein früherer Chefarztkollege Raphael Koller und Oberarzt Karl Klingler, beide weiterhin in Wald wohnhaft, und besonders auch der lokale Unternehmer und Gründer der Firma Bioengineering und erste Präsident der IG Sani Pio Meyer wehrten sich dabei vehement gegen die geplante Verlegung. Denn diese hätte im einstigen Industriestandort Wald den bis heute grössten Arbeitgeber mit über 300 Mitarbeitern betroffen.

Stiftungspräsident Andreas Mühlemann trat darauf für dieses Thema im Höhenklinik-Stiftungsrat in den Ausstand und übergab es seinem Vizepräsidenten Christian Bretscher.

Ich selbst hatte in derselben Woche gerade notfallmässig die Vertretung für den verunfallten Werner Karrer, meinen früheren Oberarzt und damals Chefarzt der Luzerner Höhenklinik, in Montana übernommen und konnte deshalb leider nicht an der Versammlung teilnehmen.

Pio Meyer und seine Frau Lilly Meyer-Häusermann gehörten zu den regelmässigen Mittags-Gästen in der Cafeteria der Höhenklinik. Sie hatten den Faltigberg auf allen möglichen Wegen erwandert und Pio Meyer hatte darüber in der Walder Zeitung im Juni 1998 den folgenden Text drucken lassen:

Welcher Walder kennt nicht die 256 Spazierwege und Oberlandstreifzüge, die das «Sani» zum Ziel oder Ausgangspunkt haben?

Dort auf der Höhe, wo die Schichtrippenlandschaft des Faltigbergs den Blick weit hinaus ins Land freigibt, bot – und bietet sie hoffentlich weiterhin – die hervorragende Klinik mit ihrer langen Tradition so manchem, auch illustrem Gast Heimrecht.

Kann man als Patient eine Klinik geniessen? Sicher ist nur, dass vieles und vor allem verschiedenes zum Wohlbefinden eines jeden Kranken beiträgt. Und darum scheint es mir, als sei gerade die herrliche Vielfalt der Höhenklinik so erholsam. Jedenfalls spricht dieser Ort, spricht die ganze hier spürbare Atmosphäre auch viele Menschen an, die nicht zur Behandlung einer Krankheit diese Höhe aufsuchen. Dem Wanderer und Besucher gewährt das Zusammenspiel von alter und neuer Architektur, der äusseren und inneren Qualität des Spitals, von moderner Dienstleistung und sympathischem Personal manchen aufschlussreichen Ein- und Ausblick, gewürzt durch die einmalige Naturvielfalt.

Aber natürlich kommt auch auf seine Kosten, wer nur einmal das Nebelmeer über dem Zürichsee geniessen möchte oder die Aussicht bei Föhnwetter liebt.

Das Sani ist ein kleiner Kosmos, der uns jeden Tag neu unsere Geborgenheit in die natürliche Weltweite erfahren lässt.

Am Sonntag, dem 23. Juni 2013, organisierte die IG Sani eine Solidaritäts-Kundgebung, leider während heftigsten Regenfällen, in einem Zelt in der Nähe der Klinik. Ich schilderte als einer der Redner die Geschichte der Klinik vom Tb-Sanatorium zur modernen Reha-Klinik und ihre grosse Zukunft dank der Möglichkeit dort zum Gesundwerden weit weg von Medizintechnik, in natürlicher Umgebung, mit guter Luft, kühler auch in den immer heisseren Sommermonaten und mit viel Sonne, so viel wie in Davos.

Ich appellierte dabei erneut an die Stiftungsverantwortlichen, die in Wald jetzt wieder nötige Gesamtsanierung, 30 Jahre nach der letzten, in Angriff zu nehmen, und an die Gemeindebehörden von Wald, ihren Einfluss zu verstärken und ebenfalls für den Erhalt der Klinik in Wald zu kämpfen.

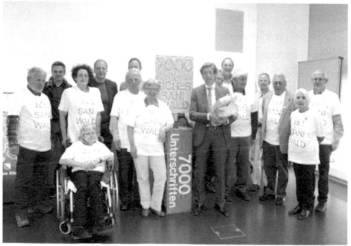

Am 20. März 2014 überreichte die IG eine Petition mit 7000 Unterschriften zum Erhalt der Klinik in Wald an den Gesundheitsdirektor Thomas Heiniger. Pio Meyer steht im Bild rechts neben ihm, und ganz rechts aussen der Walder Kantonsrat Walter Honegger, der heutige Präsident der IG Sani

Leider ohne eine Reaktion damals von Seiten der Gesundheitsdirektion.

Immerhin präzisierte der Stiftungsrat später mit einer Medienorientierung am 19. Dezember 2014, dass in Wald bis zur Eröffnung der Klinik in Uster sogar eine Kapazitätserweiterung von 144 auf 150 Betten geplant sei und langfristig auch in Wald ein Angebot von 130 Betten weiter aufrechterhalten werden solle. Eine Projektstudie für die Sanierung oder einen Neubau sei in Auftrag gegeben worden. Dies beruhigte vorerst zumindest den Walder Gemeinderat.

Eine Aussprache, veranstaltet von der IG Sani zusammen mit Behördenmitgliedern der Gemeinde Wald am 2. April 2016, brachte allerdings wenig Klarheit. Immerhin sprach man über eine Zonenplanänderung und Gesamtplanung für die Sanierung der Klinik in Wald, wobei Subventionsbeiträge vom Kanton dazu jetzt leider nicht mehr möglich waren. In Uster wurde bei erfolgreichen Volksabstimmungen eine Eröffnung des Siegerprojekts mit dem beschönigenden Namen «Vrenelisgärtli» bereits für 2021 in Aussicht gestellt.

Auf Einladung einer politischen Partei konnte ich am 31. Oktober 2016 in Greifensee, einer der 10 Standortgemeinden des Zweckverbands des Spitals Uster, ein Referat gegen die Bewilligung des dafür in Uster nötigen Baukredites von mittlerweile 349 Mio. Fr. halten:

Ich wies darauf hin, dass der zukünftige Bettenbedarf insbesondere für die Rehabilitation massiv überschätzt werde. Die gesunden Lebensjahre nähmen zu, Krankheiten würden auf immer kürzere Zeit am Lebensende «komprimiert». Es brauche mehr ambulante Rehabilitation und mehr Spitex. Auch die neuen Tarife (Fallpauschalen auch für Reha) führten zu kürzeren Aufenthaltsdauern. Alternativen würden in Pflegeheimen und Hotels in Kliniknähe und ausserkantonal (Reha Clinic Zurzach; Barmelweid; Dussnang …) sowie im grenznahen Ausland gesucht und gefunden werden.

Zunehmend würden Akutspitäler ihre «überzähligen» Betten für Reha (Kilchberg, Zollikerberg, Triemli, Limmattal, Waid, Winterthur) umnutzen.

Weiter sei auch eine «Aufrüstung» der meisten Akutspitäler trotz sinkender Aufenthaltsdauer im Gange, eine Ausnahme davon sei nur das Gesundheitszentrum Oberland in Wetzikon GZO, welches nach dem geplanten Umbau statt 220 nur noch über 180 Betten verfügen werde.

Die geplanten 120 Reha-Betten neben dem alten Bettenhochhaus des Stadtspitals Triemli sind 2022 bereits im Bau und sollen 2026 eröffnet werden. Sie werden, wie die im Triemli im Juni 2022 bereits gestartete ambulante Rehabilitation, leider von der «Konkurrenz», den Rehakliniken Valens, betrieben werden. Die Höhenklinik-Stiftung hatte hier zwar am Wettbewerb mitgemacht, jedoch verloren. Die Zurzacher Rehaklinik für Unfallmedizin im Limmatspital ist ebenfalls bereits im Betrieb.

Ich zeigte dazu die Liste (siehe nächste Seite) der damals bereits geplanten und/oder bestehenden Reha-Betten im Kanton Zürich.

Der ebenfalls anwesende Spitalverbandspräsident von Uster hielt mir damals dagegen, dass bei den aktuell tiefen Bankkreditzinsen der teure Bau in Uster zusammen mit einer Rehaklinik gut gestemmt werden könne.

So wurde in der Volksabstimmung vom 27. November 2016 für den Um- und Erweiterungsbau des Spitals Uster der

Zürcher Rehaklinik Davos	100
Stadtspital Triemli (geplant)	120
Limmattal Spital (geplant 2018, mit Zurzach)	36
Klinik Lengg (seit April 2014)	42
Seespital Kilchberg (mit Zurzach)	34
Spital Zollikerberg (mit Zurzach)	34
Klinik Susenberg	20
Balgrist (Paraplegiker)	38
Kinderspital Affoltern a Albis (Kinder)	36
Total	604

Betrag von 349 Millionen Franken dennoch angenommen. Der Baubeginn wurde jedoch durch Einsprachen der Nachbarn bis vor Bundesgericht verzögert. Man rechnete zwar jetzt mit einer Eröffnung der Rehaklinik in Uster im Jahre 2025, während im Triemlispital ambulant bereits 2022 und stationär 2026 rehabilitiert wird.

Im Mai 2022 wurde in den Verbandsgemeinden der Umwandlung der Rechtsform des Spitals Uster in eine gemeinnützige Aktiengesellschaft zugestimmt. Damit würde das Spital deutlich rascher entscheidungsfähig werden.

Nach der überraschenden Entlassung seiner Vorgängerin Esther Bächli wurde 2022 in Uster Daniel Franzen als neuer Chefarzt für Innere Medizin und Co-Chefarzt Pneumologie gewählt. Der als Leitender Arzt in der Lungenklinik im USZ bestens ausgewiesene Lungenarzt würde zwar die Attraktivität des Spitals auch für Lungenkranke weiter verbessern, auch wenn dort im Winterhalbjahr oft Nebel die Sicht auf die Glarner Alpen auch in den obersten Stockwerken des noch zu bauenden 9-stöckigen Bettentrakts verhindert.

Mit seinem Urteil vom 22. März 2022 hat das Bundesgericht jedoch den öffentlichen Gestaltungsplan «Spital Uster» vom 11. September 2015 aufgehoben. Damit fiel auch die Baubewilligung für das Projekt, mit dem zu vielversprechenden Namen «Vrenelisgärtli» weg und die Verlegungsidee der Höhenklinik nach Uster musste «begraben» werden.

Neubau auf dem Faltigberg

Auch in Wald wurde eine Änderung des kantonalen Richtplans bereits 2018 vorgestellt, welcher die Grundlage für einen Neubau auf dem Faltigberg bieten sollte. Dagegen wurden jedoch mehrere Einwendungen von Einzelpersonen und Umweltverbänden eingereicht. Bereits 2016 hatte auch die kantonale Natur- und Heimatschutzkommission empfohlen, einen besseren Standort für den Neubau zu suchen als den geplanten, westlich der Klinik auf einer stark exponierten Kuppe in der Landwirtschaftszone.

Dort sollte ein massiger Neubau in Form eines unregelmässigen Pentagons von maximal 25 Metern Höhe zu stehen kommen. Denn ein Ersatzbau oder auch ein weiterer Umbau unter Betrieb kamen am bisherigen, viel idealeren Standort auf der von Norden besser geschützten Geländeterrasse nicht mehr in Frage. Die Klinik stand noch auf den alten Grundmauern der ursprünglichen Klinik von 1898, ohne wesentliche strukturelle Veränderung auch bei den letzten Umbauten von 1946 bis 1951 und 1982 bis 1991.

Bereits wurde auch ein Architekturwettbewerb für den Neubau ausgeschrieben, den 2021 das Team von Liechti Graf Zumsteg Architekten AG aus Brugg gewonnen hat:

Dazu schrieb die Klinikleitung am 1. Juni 2021:

Der Gestaltungsplan wurde mit den Einwendern bereits einver-

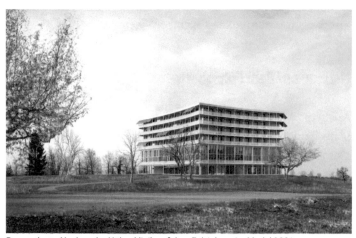

Der geplante Neubau der Höhenklinik auf dem Faltigberg im Model 2021

nehmlich besprochen, muss nun aber noch publiziert werden. Da das Bauvolumen nicht grösser sein wird als bei der heutigen Klinik, rechnet die Bauherrschaft nicht mit einer Mehrwertabgabe durch die Umzonung, muss dies aber aufgrund des neuen Gesetzes abklären lassen. Um einen wirtschaftlichen Betrieb zu gewährleisten, sind zudem Einsparungen bei den geschätzten Erstellungskosten und damit eine Überarbeitung des Raumprogramms erforderlich.

Nach dem geplanten Abbruch der alten Klinikgebäude und dem Neubau würde übrigens als einziges nur noch das unter Schutz stehende hölzerne 7-stöckige Personalhaus ganz hinten am Waldrand stehen bleiben, das 1977 auch bei meiner Pensionierung immer noch auf meiner Pendenzenliste stand!

Bisher sind keine weiteren Schritte mehr bekannt geworden. Auch ist die Finanzierung der beträchtlichen Kosten für den Neubau und den Rückbau der alten Klinik zu Kulturland nicht klar, denn die Stiftung verfügt nur über wenig eigene Mittel. Für die Eigenfinanzierung wird deshalb von der Stiftung ein EBIT von 10 % oder mehr in der Klinikrechnung angestrebt, was leider nur mit schmerzhaften Einsparungen beim Personalbestand möglich sein wird. Dies wiederum wird die Attraktivität der Klinik mit ihrer zunehmend veralteten Infrastruktur und dem weiter abnehmenden Zimmerkomfort – trotz der schönen Aussicht – weiter beeinträchtigen.

Leider wurde so der ideale Zeitpunkt für den Neubau in Wald – noch mit kantonalen Subventionen für Spitalbauten und günstigen Krediten von den Banken – verpasst und unnötig viel Zeit für interne Prozesse und Strukturänderungen verschwendet!

Die Spitalliste Rehabilitation 2023

Am 15. März 2022 wurde die Vernehmlassung für die nächste Spitalplanung von 2023 für den Kanton Zürich eröffnet. Darin stand in einem eigenen Kapitel über die Rehabilitation Folgendes zu lesen:

Mit der neuen Spitalliste Rehabilitation werden der Zürcher Bevölkerung **vermehrt wohnorts- und akutspitalnahe Rehabilitationskliniken** zur Verfügung stehen. Diese integrierte, akutspitalnahe Rehabilitation ermöglicht einen noch enger verzahnten Behandlungsprozess an einem Ort und damit einen einfachen und nahen Übergang vom Akutspital in die Rehabilitation, wovon vor allem die wachsende Anzahl hochbetagter, oftmals an mehreren Krankheiten leidenden Patientinnen und Patienten profitieren wird. Der Anteil der Zürcher Patientinnen und Patienten, der sich zukünftig im Kanton Zürich behandeln lassen kann, wird damit von 31 % auf prognostizierte 49 % steigen.

Die neuen Standorte im Kanton sind das Rehazentrum Triemli (Kliniken Valens) am Stadtspital Zürich, die auf geriatrische Patientinnen und Patienten spezialisierte Rehaklinik Waid (ZURZACH Care AG) am Stadtspital Zürich Waid, die Rehaklinik Limmattal (ZURZACH Care AG) am Spital Limmattal sowie die Rehaklinik Winterthur (VAMED Management und Services Schweiz AG) am Kantonsspital Winterthur.

Dem Zürcher RehaZentrum Wald, dem heute als grösste innerkantonale Klinik eine wichtige Rolle in der stationären Rehabilitation der Zürcher Bevölkerung zukommt, sollen weiterhin eine Reihe von Leistungsaufträgen erteilt werden. Wald ist allerdings weder zentrumsnah noch in der Nähe eines

Akutspitals. Vor diesem Hintergrund wird die Gesundheitsdirektion im Laufe der Vernehmlassungsfrist mit der Bewerberin klären, ob die betreffenden Leistungen **mittel- bis langfristig anstatt in Wald an einem anderen Standort im Zürcher Oberland** erbracht werden können.

Die angefügte Karte zeigte die Höhenklinik ganz am südöstlichen Rand des Kantons und mit einem Pfeil, welcher davon weg ins Zentrum des Kantons in Richtung der Stadt Zürich gerichtet ist.

Dem Spital in Uster sollte wegen seiner hohen Fallkosten nur ein zeitlich bis 2025 befristeter Platz auf der Akutspitalliste in der Spitalplanung gewährt werden (*«Dem Spital Uster werden sämtliche zugeteilten Leistungsaufträge unter der Auflage erteilt, dass es bis 31. Mai 2025 die nachhaltige Kosteneffizienz und wirtschaftliche Stabilität nachweist»*). Es sei zu nahe beim Gesundheitszentrum Oberland GZO in Wetzikon gelegen. Dieses habe die gleichen Angebote und Möglichkeiten und einen schon bald bezugsbereiten Neubau. Uster erhielt auch keinen Listenplatz für Rehabilitation.

Damit war die Idee des Umzugs der Rehaklinik von Wald in einen neuen Bettentrakt in Uster definitiv vom Tisch!

Auf Interventionen von Stiftung und Klinikleitung, von der Gemeinde Wald und der IG Sani erhielt die Höhenklinik Wald jedoch eine längere «Gnadenfrist» für einen Standortwechsel weg vom Faltigberg, mindestens die 10 Jahre bis zur nächsten Spitalplanung. Denn der definitive Text des Regierungsratsbeschlusses vom 1. September 2022 lautete dazu:

Der Klinik Wald der Zürcher RehaZentren werden die Leistungsaufträge unbefristet erteilt. Gespräche zwischen den Zürcher RehaZentren und der Gesundheitsdirektion haben ergeben, dass die Klinikleitung kurz- bis mittelfristig Möglichkeiten sieht, Leistungen vom Standort Wald an wohnort- und akutspitalnähere Standorte zu verschieben. Konkret planen die Zürcher RehaZentren **die Neurorehabilitation mit Überwachungspflichtigkeit vom Standort Wald an den Standort GZO Wetzikon zu verschieben,** wo auch eine Stroke-Unit vorhanden ist. Zudem planen sie mittelfristig nach Möglichkeit weitere Leistungen vom Standort Wald an zentrums- und akutspitalnahe Standorte im Zürcher Oberland zu verschieben. Der Regierungsrat begrüsst diese Pläne.»

Die Stiftungsverantwortlichen stehen nun vor der Frage, ob sie mit dem GZO in Wetzikon enger zusammenarbeiten und dort Gebäude für die Rehabilitation erstellen sollen oder einen Neubau auf dem Faltigberg. Oder ob sie beides zusammen finanzieren können!

Die Barmelweid als Benchmark-Klinik

Die Klinik Barmelweid galt für mich schon lange als die Klinik, an welcher sich die Höhenklinik in Wald messen sollte als ein gutes und erfolgreiches Vorbild. Besonders beeindruckt hat mich dort ihre neue Führungsstruktur mit kurzen Entscheidungswegen und der Mut zu grossen Neubauten und Innovationen, sowie die gute Vernetzung im Kanton Aargau und den Nachbarkantonen.

Dr. phil. Daniel Heller, der Präsident des Verwaltungsrates der Barmelweid Gruppe AG, hat mir dazu freundlicherweise den folgenden Text geschrieben:

Klinik Barmelweid: Der Weg vom Lungensanatorium zur modernen Spezialklinik
Den Anstoss zum Bau der Höhenklinik im Jura, nahe der aargauisch-solothurnisch-basellandschaftlichen Kantonsgrenze, gab der damalige Arzt, freisinnige Brugger Stadtammann und Nationalrat Hans Siegrist. Er gründete 1907 den Aargauischen Heilstätteverein, der die Trägerschaft der 1912 eröffneten Heilstätte für Tuberkulosekranke übernahm. Der Verein ist bis heute unter dem im Jahre 2001 geänderten Namen «Verein Barmelweid» alleiniger Aktionär der Barmelweid Gruppe AG, welche die beiden Tochterunternehmen Klinik Barmelweid AG und Pflegezentrum Barmelweid AG umfasst. Der Verein zählt heute 2'800 Mitglieder. Die erfolgreiche Bekämpfung der Tuberkulose im Jahre 1958 hätte die Schliessung der Barmelweid bewirken können. Sie überlebte jedoch und wuchs in den letzten

Jahren auf über 280 Betten, weil sie sich als Mehrzweckheilstätte und Spezialklinik immer konsequent auf neue Bedürfnisse ausrichtete. Heute umfasst ihr Leistungsspektrum Lunge, Herz, Psyche und Schlaf. Ihre Geschichte prägen mehrere Um- und Ausbauschritte, Neuorganisationen und Umstrukturierungen. Heute fällt besonders ins Auge das 2020 fertiggestellte «Haus A», der neunstöckige, 110 Meter lange und 120 Millionen Franken teure Betten-, Therapie- und Verwaltungstrakt mit hellen Räumen in Weiss und Ulmenholz, dem öffentlichen Restaurant «Barmelguet», der fast CO_2-freien Energieversorgung und der naturnahen «Rundum Barmelweid»-Gestaltung, bei der 6000 Quadratmeter verfestigter Boden entsiegelt wurden.

Im Folgenden soll die Transformation der Barmelweid vom Tuberkulose-Sanatorium zur erfolgreichen Spezialklinik in den Jahren 1977 bis zur Gegenwart nachgezeichnet werden. Die frühere Geschichte der Barmelweid ist im Hundertjahr-Jubiläumsbuch aufgearbeitet und wird hier nur kursorisch abgehandelt: https://www.yumpu.com/de/document/view/41164 43/lunge-und-herz-psyche-und-schlaf-einhundert-klinik-barmelweid.

Das Tuberkulose-Sanatorium: Von den Anfängen bis zur Ära Roland Keller

Auf der Suche nach dem höchstgelegenen Teil des Aargauer Juras fand sich oberhalb der Gemeinde Erlinsbach in der «Barmelweid», nahe der Kantonshauptstadt, eine vorteilhafte Stelle. Am 14. Februar 1907 wurde der «Heilstätteverein» gegründet, welcher als Trägerorganisation des Sanatoriums agierte. 1912 konnte das Sanatorium mit 70 Betten nach rund dreijähriger Bauzeit eingeweiht werden, die Baukosten betrugen rund eine Million Franken. Der ständige Rückgang der Bettenbelegung in den Tuberkuloseheilstätten infolge der Fortschritte bei der Bekämpfung der Tuberkulose gab europaweit Anlass für eine Neuausrichtung dieser Sanatorien. Die Barmelweid wurde 1959 zur Führung einer Nichttuberkulösen Abteilung mit 19 Betten ermächtigt.

Die Klinik Barmelweid erweiterte bereits anfangs der 1960er Jahre ihren Schwerpunkt auf die Behandlung nicht-tuberkulöser Lungenkrankheiten, psychosomatische Krankheiten und chronische Leberkrankheiten. Der neue Chefarzt Dr. Max Buser (1957 bis 1975) legte im Jahr 1959 den Grundstein für eine Abteilung für psychosomatische Medizin, indem er in der neu geschaffenen nicht-tuberkulösen Abteilung auch Patienten mit psychosomatischen Störungen aufnehmen und behandeln liess. 1977 erfolgte die offizielle Neuorganisation und Umstrukturierung der Mehrzweckheilstätte zur Pneumologischen Klinik mit Abteilungen für Atmungskrankheiten, Tuberkulose, Thoraxchirurgie, medizinische Rehabilitation und Psychosomatik.

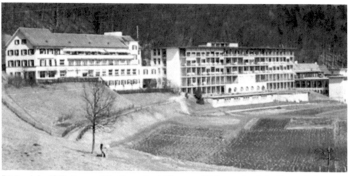

Die im Jahr 1912 eingeweihte Barmelweid liegt am Südhang der Geissflue auf einer Höhe von 770 m ü. Meer. Im Bild das Klinik-Ensemble mit dem 1931 erbauten Kinder-Tuberkulosehaus und dem mehrfach umgebauten ersten Sanatoriumsbau (Aufnahme um ca. 1960)

Lunge und Psyche, es treten dazu Herz und Schlaf: Die Ära Roland Keller

Als der junge Pneumologe und Privatdozent Roland Keller (1938 bis 2020) 1976 die Stelle als Leiter der neu geschaffenen eigenständigen Abteilung für Pneumologie an der Klinik Barmelweid antrat, brachte er das Know-how der damals führenden Pneumologie des Universitätsspital Basels mit. Er führte unter anderem die neu entwickelte flexible Bronchoskopie, die moderne Lungenfunktionsdiagnostik und die Rechtsherzkatheter-Untersuchung ein. So wurde die Barmelweid unter seiner kundigen Leitung ein überregional anerkanntes Kompetenzzentrum für Pneumologie und später pulmonalen Rehabilitation, in dem die modernsten diagnostischen und therapeutischen Verfahren eingesetzt wurden. Es war nicht erstaunlich, dass er sich ab 1986, zusammen mit seiner späteren Ehefrau Dr. med. Harriet Keller-Wossidlo, dem damals jungen Gebiet der Schlafmedizin zuwandte und so in der Klinik bald auch ein Schlafkompetenzzentrum entstand, welches ebenfalls bald überregional ausstrahlte. Den Aufbau der Abteilung für medizinische Rehabilitation besorgte seit 1989 der Leitende Arzt Martin Frey, dem auch der Ausbau zum kardialen Rehabilitationszentrum gelang.

Der Neubau 2000 sichert die Zukunft

Das Kapitel «Neubau» sollte eine fast 20 Jahre dauernde, längere Leidensgeschichte werden. Die Kostensteigerungen im Gesundheitswesen führten zu starker Opposition gegen einen Neubau. Dass schliesslich der Grosse Rat im März 1995 mit grosser Mehrheit den Kredit sprach, war nicht selbstverständlich. Zusammen mit dem damaligen Präsidenten und späteren Bundesrichter Franz Nyffeler hatte Roland Keller diesen Grossratsbeschluss systematisch vorbereitet. Mit einem von ihm, der Klinikleitung und dem jungen Vorstandsmitglied und Erlinsbacher Grossrat Daniel Heller erarbeiteten Argumentarium wurde einer breiten Öffentlichkeit die Rolle und Notwendigkeit der Barmelweid dargelegt. Das war notwendig und nicht einfach, da der Barmelweid nach landläufiger Meinung immer noch das Image des «Sanatoriums» anhaftete, in welches man zum Sterben ging. Im entscheidenden Jahr sassen in allen Fraktionen des Grossen Rates gut informierte Befürworter des Neubaus und die Beratung des Grossen Rates fiel 1995 klar zugunsten der Barmelweid und ihres Nischenangebotes aus.

Geschockt wurden die Mitglieder des Vorstandes, die Klinikleitung und das Personal, als im Sommer 1997 auf den Titelseiten der Tagespresse verkündet wurde, der Aargauische Krankenkassenverband (AKV) fordere einen Stopp der Bauarbeiten: Die Klinik Barmelweid sei «überflüssig». In einem ausführlichen Artikel wurde erklärt, warum der AKV den bereits begonnenen Klinikneubau sistieren wollte. Zuvor hatten sich schon Ärzte und weniger berufene Experten zu Worte gemeldet: Es wurde sogar vorgeschlagen, die Barmelweid in ein Drogendörfli unter Leitung des Zürcher Pfarrers Ernst Sieber umzuwandeln.

Neuorganisation: Die Barmelweid wird als erstes Spital eine gemeinnützige Aktiengesellschaft

Trotz medialem Getöse konnte Mitte August 2000 die Gesamterneuerung des Bettenhauses und Servicetrakts abgeschlossen werden. Auf Franz Hunn (1995 bis 2000), der den Bau umsichtig realisiert hatte, folgte 2000 der Erlinsbacher Daniel Heller (geb. 1959) als Vereinspräsident.

Er nahm nach der baulichen Erneuerung auch die Modernisierung der Unternehmensstrukturen an die Hand. Auf Anraten des Juristen und Steuerexperten Dieter Weber (Aarau) war die Barmelweid eines der ersten Spitäler, die 2001 zur gemeinnützigen Aktiengesellschaft umgewandelt wurde. Erster Verwaltungsratspräsident der Klinik Barmelweid AG und der Betriebe Barmelweid AG wurde 2001 Daniel Heller. Im Jahr 2008 stimmten die beiden Generalversammlungen der Vereine Barmelweid und Laurenzenbad einem «Letter of Intent» zu, welcher eine Fusion, sowie die Verlagerung des nahegelegenen Erlinsbacher Pflegeheimes Laurenzenbad (gegründet 1908) auf die Barmelweid vorsah. Nachdem der Grosse Rat Anfang 2009 auf Antrag von Regierungsrat Ernst Hasler (1999 bis 2009) den Umbau-Kredit bewilligt hatte, wurde im April 2009 auf der Barmelweid die Pflegezentrum Barmelweid AG gegründet. Die Fusion der beiden Vereine erfolgte 2009 an den Generalversammlungen. Seither besteht die Barmelweid-Gruppe aus drei Firmen: erstens der Klinik Barmelweid AG, zweitens dem Pflegezentrum Barmelweid AG und drittens den Betrieben Barmelweid AG, welche 2014 zur Holdinggesellschaft Gruppe Barmelweid umfirmiert wurden.

Der Verwaltungsrat beschloss 2013, eine Vereinfachung der Organisationsstruktur der Barmelweid zu prüfen. Vorteile ergäben sich bezüglich Rechnungslegung, Administration, Führung und Kommunikation gegen aussen. An den Generalversammlungen vom Verein und den Gesellschaften, wurde 2014 beschlossen, die Betriebsgesellschaft unter dem Namen Barmelweid Gruppe AG weiterzuführen. Sie hält sämtliche Aktien der beiden Tochterunternehmen «Klinik Barmelweid AG» und «Pflegezentrum Barmelweid AG». Zudem ist die Holding seither Eigentümerin sämtlicher Liegenschaften der Barmelweid. Die Holdingstruktur erlaubte, nicht nur die Führung zu vereinfachen, sondern erleichterte zudem die Finanzierung des

Neubaus. Mit der Umwandlung der Betriebe AG in eine Holdinggesellschaft und als Eigentümerin der beiden Tochtergesellschaften «Klinik AG» und «Pflegezentrum AG» erhielt die Barmelweid ihre heutige rechtliche Struktur:

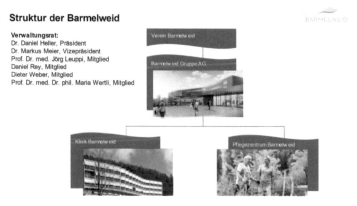

Struktur der Barmelweid

Verwaltungsrat:
Dr. Daniel Heller, Präsident
Dr. Markus Meier, Vizepräsident
Prof. Dr. med. Jörg Leuppi, Mitglied
Daniel Rey, Mitglied
Dieter Weber, Mitglied
Prof. Dr. med. Dr. phil. Maria Wertli, Mitglied

Struktur 2022: Der Verein Barmelweid ist Eigentümer der Holding Barmelweid Gruppe mit zwei Tochtergesellschaften Klinik und Pflegezentrum Barmelweid AG. Zusammensetzung des VR im Jahr 2022

Auch die operative Führung hat sich stetig weiterentwickelt: Im Frühsommer 2000 hatte Roland Keller nach 25 Jahren an der Spitze der Klinik seinen Rücktritt auf Ende Jahr bekannt gegeben. Damit war Raum geschaffen für die Neustrukturierung der operativen Klinikleitung. Der Verwaltungsrat wählte als ersten Klinikdirektor den Ökonomen Beat Stierlin (Direktor 2001 bis 2021) an die Spitze der Barmelweid. Die Nachfolge als Chefarzt Pneumologie und Departementsleiter übernahm der bisherige Chefarzt kardiale Rehabilitation Dr. Martin Frey (2000 bis 2017), den 2017 Thomas Siegrist in dieser Funktion ablöste.

Die Klinikleitung ergänzen folgende Funktionen: der Leiter der Psychosomatik, die Pflegedirektorin, ein CFO, ein COO (Betrieb, Hotellerie, Immobilien) und der Leiter Therapien:

Organisation

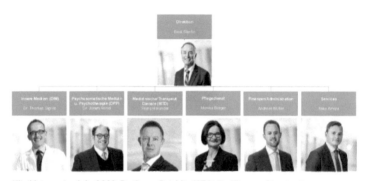

Klinikleitung im Jahr 2022: Dr. Serge Reichlin (CEO) Dr. Thomas Siegrist (Innere Medizin), PD Dr. Joram Ronel (Psychosomatik), Franz Hollander (Therapien), Monika Berger (Pflege) und Mike Arreza (COO)

Der Ausbau zur führenden Spezialklinik der Nordwestschweiz mit 285 Betten

Im Jahr 2006 kam der Umbau des ehemaligen Schwesternhauses in das Hotel und Seminarhaus Geissflue hinzu (heute Haus D). Nach der Fusion mit dem Laurenzenbad konnte 2011 das Pflegezentrum mit Demenzabteilung (Haus C) eingeweiht werden. In den Jahren darauf erfolgte die Anfrage einer privaten Klinik, auf dem Areal der Barmelweid das Angebot für Privatpatienten auszubauen; der Fragesteller hatte aber die Mehrheit an der gemeinsamen privaten Psychosomatik für sich beansprucht. Anschliessend klärte die PD AG auf der Barmelweid die Nutzung für private psychiatrische Angebote in der Form von Stockwerkmieten ab, verzichtete aber später auf das Vorhaben. In einem gemeinsamen Strategie-Workshop fassten GL und VR 2015 der Barmelweid, den Entschluss, selbst wieder zu bauen. Aus 33 Bewerbungen ging das Architekturbüro «Stump & Schibli Architekten BSA AG (Basel)» als Sieger aus dem Architekturwettbewerb hervor.

Die Bauarbeiten auf der Barmelweid – in mehrere Etappen gegliedert und insgesamt 120 Millionen «schwer» – starteten bereits im Winter 2015 mit Probebohrungen für eine Erdwärmeversorgung. Drei Jahre später nahm die ökologische, unter der Erde gelegene, Energiezentrale mit 71 Erdsonden, einer modernen Holzschnitzelheizung und einer thermischen Solaranlage auf dem Dach von Haus B, ihren Betrieb auf. Im Oktober 2017 erreichte der Bau seine definitive Höhe, im Februar 2018 war der Rohbau abgeschlossen. Im Januar 2019 dann die grosse Freude: Erste Büros und topmoderne Therapieräume konnten eingerichtet werden und das neue Restaurant «Barmelguet» öffnete seine Türen für Mitarbeiter, Besucher und Gäste.

Der grosse Ausbauschritt mit dem Bezug des Neubaus

Zwei Monate später, am 1. März 2019, nahm die Barmelweid die neue Bettenstation im Haus A in Betrieb. In einer grossen und gut organisierten Zügelaktion bezogen 72 Patienten innerhalb eines Tages ihre neuen, komfortablen Zimmer, wobei die 66 Zimmer flexibel als Zweier- oder Einzelzimmer genutzt werden können. Mehr Betten bedeutete für die Barmelweid auch mehr Personal: 150 neue Mitarbeiter suchte die Klinik 2019 – und schaffte es dank einer hervorragenden Personalkampagne auch tatsächlich, alle neuen Stellen termingerecht zu besetzen.

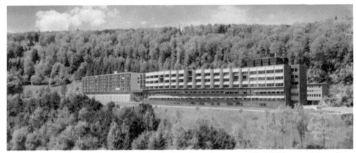

Das 2021 eingeweihte Bettenhaus der Architekten Stump und Schibli katapultiert die Barmelweid mit total 285 Betten in die Liga der mittelgrossen Häuser

Neben dem Neubau von Haus A steckt viel zusätzliche Arbeit in «Nebenschauplätzen»: So wurde das Haus B sanft renoviert, die Parkplätze wanderten unter den Boden, neue Studios für Mitarbeitende entstanden, das Restaurant erhielt seine grosse Sonnenterrasse, der neue Eingangsbereich mit repräsentativer Treppe wurde eingeweiht und die Umgebung naturnah umgestaltet. Mit der Umgestaltung der Klinikumgebung wurde das Gelände wieder grüner und natürlicher. Insgesamt 440 Bäume und Sträucher wurden rund um die Barmelweid neu gepflanzt. Im Rahmen des Projektes «Rundum Barmelweid» entstand der Themenweg «Kraut und Rüben», der den Besuchern wichtige Aspekte des Naturparks näherbringt. Insgesamt hat die Barmelweid 4 Millionen Franken in den Naturpark und die Klinikumgebung investiert.

Das heutige Leistungsspektrum

Die Barmelweid ist heute als führende Spezial- und Rehabilitationsklinik in der Nordwestschweiz und grösste Psychosomatische Klinik der Schweiz ein wichtiger Player in der Schweizer Gesundheitsversorgung. Aktuell verfügt die Barmel-

weid über 285 Betten für ihre diversen Angebote und ist damit
für die Zukunft optimal aufgestellt. Mit über 700 Mitarbeitenden betreut sie jährlich über 3'500 stationäre Patientinnen und Patienten. Hinzu kommen ambulante Angebote im
Bereich Psychosomatik in Aarau sowie Lunge im Medizinischen
Zentrum Brugg. Kooperationen gibt es mit den Kantons-
spitälern Aarau und Basel, der Hirslanden Klinik Aarau und
weiteren Partnern. Das Leistungsangebot der Klinik profitiert
heute von zahlreichen Synergien zwischen den Sparten, wie in
vielen anderen Berufen wird interprofessionelle Zusammenarbeit grossgeschrieben und es fallen Synergien an in der Aus-
und Weiterbildung, etwa bei den Assistenzärzte-Ausbildungs-
curricula.

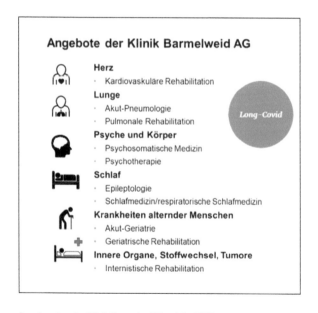

Das Angebot der Klinik Barmelweid im Jahr 2022

Fazit: Seuchenbekämpfung – Public Private Partnership – Innovation

Anlässlich der Einweihung des Neubaus 2021 führte Präsident Daniel Heller anhand der drei Stichworte – Seuchenbekämpfung, Public Private Partnership und Innovation – durch den Werdegang der Barmelweid:

Aus dem Sanatorium sei eine Spezialklinik geworden; der Chefarzt habe die Betriebsführung dem Klinikdirektor übergeben, der heute CEO heisst. Und die Funktion «Leiter Administration» oder «Verwalter» sei zum Zweigestirn CFO und zum COO mutiert. Aus 20 Mio. CHF Umsatz sind 80 Mio. CHF, aus 250 Angestellten sind über 600 Mitarbeiter geworden.

Seuchenbekämpfung: 2022 taumelt die Welt seit zwei Jahren durch die Covid-Seuche. Unsere Barmelweid startete 1912 als Heilstätte für die Volksseuche Tuberkulose. Von 2020 bis 2022 steht die Klinik wieder an der Front der Seuchenbekämpfung. Zu Corona-Hochkonjunkturen beherbergte sie fast 100 Covid-Patienten gleichzeitig.

Public Private Partnership: Die BW ist eine Antwort auf das Wüten der Volksseuche Tuberkulose gewesen. Der Brugger Arzt Hans Siegrist hat vor über 120 Jahren das Projekt einer aargauischen Heilstätte für Tuberkulosekranke mit Hilfe des privaten Heilstättevereins gegründet. Mit ihm hat er das Vorhaben unermüdlich vorangetrieben. Es ist ihm gelungen, aus privaten und öffentlichen Mitteln rund eine Million Franken zusammenzutragen. Die Leute um den Obersten, Nationalrat und Stadtammann Dr. Hans Siegrist haben nicht gewartet, bis der Staat das Problem der Behandlung dieser Volkskrankheit gelöst hat. Sie haben selbst angepackt und schlossen eine klaffende Lücke in der damaligen aargauischen Gesundheitsversorgung.

Schliesslich die Innovation: Der Schritt vom Sanatorium zur Mehrzweckheilstätte ist nicht freiwillig erfolgt. Mit dem Sieg über die Tuberkulose ist die bisher grösste Herausforderung für die Klinik selbst angestanden. Damit sie nicht überflüssig wird und damit das erworbene Wissen in der Behandlung von Lungenkranken nicht verloren geht, hat sich die BW neu ausrichten müssen. Es ist ein grosser Verdienst der Generation um die damaligen Verantwortlichen, dass dies gelungen ist. Eine Reihe von innovativen Ärzten ergänzten die Behandlung der Lunge durch das Herz, die Psyche und den Schlaf. Innovation ist also das Leitmotiv und Voraussetzung für die erfolgreiche Transformation der Barmelweid vom ehrwürdigen «Sani» in die heutige Spezialklinik.

Ausblick

Gerne blicke ich zurück auf die schöne Zeit auf dem Zauberberg: berührende Begegnungen mit Patienten, mit vielen engagierten Mitarbeitenden, den zauberhaften Sonnenuntergängen über dem Nebelmeer, dem weiten Blick in die Alpen und auf den oberen Zürichsee:

Ich habe mein ganzes Leben lang für den Erhalt der Höhenklinik auf dem Faltigberg gekämpft. Damit sie gemäss ihrer ursprünglichen Zweckbestimmung von 1895 für alle Bevölkerungsschichten weiterhin offen bleibt!

Doch auch Zweifel kommen auf: Hätte ich mich bereits während meinen letzten Jahren in Wald energischer für die dritte Um- und Neubau-Planung der Klinik und für eine noch engere Zusammenarbeit mit den Akutspitälern im Flachland einsetzen sollen? Hat die Höhenklinik ihre, während 125 Jahren erkämpfte gute Position im Gesundheitsangebot des Kantons Zürich heute verloren?

Nein – dank dem Einsatz zusammen mit Verwaltungsdirektor Kurt Walder in der Geschäftsleitung, dank dem damaligen Stiftungsrat und der Gesundheitsdirektion konnte die Höhenklinik trotz leeren TB-Betten und einem brandgefährdeten Gebäude vor 40 Jahren am besten Standort auf dem Faltigberg zum zweiten Mal umgebaut und erweitert werden. Der Bau der Klinik Lengg für Neurorehabilitation in Zürich und die Zusammenarbeit des Schlafzentrums mit dem Gesundheitszentrum GZO in Wetzikon waren gute erste Schritte in die Zukunft für die Stiftung.

Ich kann die Klinik weiterhin allen Patienten und ihren Ärzten empfehlen. Wenn ich Patienten dort besuche, loben

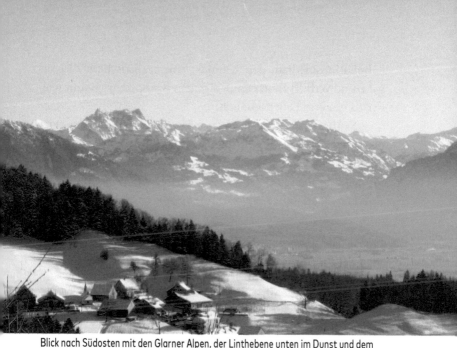

Blick nach Südosten mit den Glarner Alpen, der Linthebene unten im Dunst und dem Weiler Gibel im Vordergrund

sie fast ausnahmslos ihre gute Behandlung, Pflege und Betreuung.

Doch leider scheint «die Idee des Zauberbergs», des Gesundwerdens in der Natur in mittlerer Höhenlage, heute aus den Köpfen der Ärzte und der Politiker zu verschwinden – ähnlich wie die Gletscher schwinden und der schmelzende Permafrost unsere Berge langsam abbröckeln lässt.

Aber doch nicht bei den Patienten!

Sie beginnen heute immer öfter den Nutzen der modernen Schulmedizin mit Chemie, Strahlen und Operationen zu hinterfragen und suchen nach Alternativen, verstärkt jetzt auch während und nach der Covid-Pandemie. Im Gegensatz zur Akutmedizin mit ihrem Versprechen von Heilung gibt die Rehabilitationsmedizin den Kranken eine realistischere Zielvorgabe und verhilft ihnen dank eigenem Kompetenzgewinn wieder zu besserer Lebensqualität.

«Sanftere» und personalisierte Medizin, Stärkung der eigenen Abwehrkräfte, Ernährung, Entspannung, mehr Zeit zum Gesundwerden sind gefragt. Neue alternative Behandlungsformen könnten eine Zukunftsvision für die Höhenklinik im Zürcher Oberland in einer mit dem öV gut erreichbaren Distanz zu den klimatisch immer ungünstigeren Zentren im Unterland werden, wie zum Beispiel das «Waldbaden» (Antonelli 2014)!

Sicher ist es erfreulich, dass sich die Rehabilitation jetzt überall als eine wichtige, eigenständige und wirtschaftliche Behandlungsform für chronische Krankheiten sowie nach schweren Erkrankungen und Unfällen in der Medizin etabliert hat. Alle Akutspitäler scheinen sich neuerdings eine solche Abteilung oder Spezialklinik auf ihrem Gelände zu wünschen. Nur, wenn uns wieder einmal eine neue Pandemie wie jetzt Covid (die letzten waren die Grippe 1918 und Aids 1984) treffen sollte, würden sie sich diese Klinik für die ansteckenden Patienten wieder möglichst weit weg wünschen, eben auf dem Faltigberg (Rühli 2021)!

Ich bin überzeugt, dass die Bevölkerung auch heute noch in einer Volksabstimmung dem Erhalt der Klinik auf dem Faltigberg zustimmen würde, wie es die Zürcher Stimmbürger auch 1946 für die erste Umbauetappe mit grosser Mehrheit getan haben. Und im vorletzten Jahrhundert den Bau der Klinik mit privater Initiative und mit Spendengeldern überhaupt erst möglich gemacht haben. Leider entscheiden heute aber nicht die Patienten mit ihren Ärzten zusammen darüber, sondern immer mehr die Manager und Politiker!

Es gibt so viele gute Argumente für den Standort in Wald, die ich zum Erhalt des Zauberbergs für die anstehenden Entscheidungen der Höhenklinik-Stiftung hier zusammengefasst habe:

Argumentarium für das Zürcher RehaZentrum in Wald

–   «zentrumsnäher» als die ausserkantonalen Rehakliniken auf der Zürcher Spitalliste (zum Beispiel Dussnang, Seewies, Valens, Gais, Zihlschlacht …) und «gut vernetzt mit Akutspitälern» (wie dem GZO in Wetzikon, dem KSW in Winterthur …)

–   «mehr Zeit zum Gesundwerden, mit Distanz zum Akutspital – näher am Patienten!» (damit werben wie das Universitätsspital in den Zürcher Trams!)

–   Gesundwerden in natürlicher Umgebung mit staubfreier Luft mit weniger Pollen und Milben, mehr Sonne* und kühleren Temperaturen, besonders im Sommer** – auf 900 Metern über Meer, in 60 Min. mit öV oder 45 Min. per Auto von Zürich gut erreichbar – Rehabilitation mit Training in der Natur ist motivierender und nachhaltiger als in einer städtischen Umgebung

–   weiter weg von der Akutmedizin mit ihrem Anspruch auf Heilung und dem oft auch traumatisch erlebten Akutspital

---

*   *Der frühe Sonnenaufgang über den Toggenburger Voralpen und der spätere Sonnenuntergang führen zu einer besonders im Winter mindestens 100 Stunden längeren Sonnenscheindauer als in der Agglomeration Zürich. Die Sonneneinstrahlung beträgt zwischen Oktober und März über 330 kWh/ m² im Vergleich zu 280 in der Stadt Zürich. Satellitenbilder zeigen, dass im voralpinen Tössbergland nur in 21 bis 30 % der Tage Nebel oder Dunst vorherrschen, gegenüber in 80 % im Unterland.*

**   *Auch ist die Durchschnittstemperatur im Sommer bis zu 5 Grad niedriger als im Unterland.*

- vereint unter einem Dach die Hauptgebiete der Rehabilitation (Lunge, Herz, Neurologie, Bewegungsapparat) in Bettenstationen von betriebswirtschaftlich optimaler Grösse und mit integrierter und spezialisierter Fachkompetenz
- erlaubt damit erfolgreiche interdisziplinäre Ausbildung von Ärzten, Pflegefachfrauen und Therapeuten, offen für neue Formen der Rehabilitation (in Forschung und Entwicklung) und für ein anderes Denken und Handeln als in der Akutmedizin: «die Krankheits-Folgen lindern und nicht nur Diagnosen behandeln»
- entlastet rasch und flexibel die Akutspitäler, auch bei Epidemien wie Covid, besonders auch bei Long-Covid, Aids, Grippe …
- kostengünstiger und dank seit langem etablierter Qualitätskontrolle anerkannt von allen Kranken- und Unfall-Versicherern
- bietet mehr als 400 Arbeitsplätze in einer Randregion des Kantons Zürich
- 1898 auf Initiative der Gemeinnützigen Gesellschaft des Kantons Zürich mit Spendengeldern der Zürcher Bevölkerung auf dem Faltigberg erbaut

Ich hoffe sehr, dass es die Klinik in 10, ja auch 20 Jahren immer noch geben wird. Und dass sie für die Zürcher Patienten weiterhin ein wichtiger Rückzugs- und Genesungsort bleibt, und zwar an ihrer einmaligen Lage auf dem Faltigberg und nicht im Flachland.

Ich hoffe, wenn es mein Gesundheitszustand einmal nötig machen sollte, dort auch selbst noch in einem der Klinikbetten liegen und durch die gläserne Balkonbrüstung auf den Zürichsee und die Alpen schauen zu können.

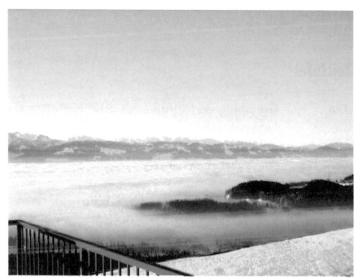

Nebelmeer mit Blick nach Südwesten von der Dachterrasse der Klinik. Im Vordergrund der Batzberg in Wald

Dieser einzigartige Blick in die Ferne sollte auch in Zukunft für Menschen aller Gesellschaftsschichten im Krankheitsfall möglich bleiben!

Anhang

Zeittafel

1896	Gründung der Stiftung für eine Heilstätte für Lungenkranke
1898	Eröffnung als Heilstätte auf dem Faltigberg in Wald
1911–1946	Sonnenberg unten in Wald als Pflege- und Sterbeheim
1918	Hotelkauf in Davos-Clavadel für eine zweite Höhenklinik
1940–1976	Eduard Haefliger Chefarzt und Direktor
1944	erstmals Teil-Subvention durch den Kanton Zürich
1946	Volksabstimmung ermöglicht den ersten Um- und Neubau
1948	Streptomycin wird verfügbar in Wald
1967	erstmals 40 Betten für nichttuberkulöse Lungenkranke
1975	Wahl von Otto Brändli als Chefarzt und Direktor ab 1977
1978	Schliessung der Klinik Altein in Arosa
1979	Medizinisches Konzept zur Baueingabe für Therapiebad
1980	Rauchverbot in der Klinik
1981	vollständige Subvention durch den Kanton
1982–1991	Zweiter Umbau der Klinik Wald in vier Etappen
1980	Erste Schlafuntersuchungen im Kliniklabor
1989	Leistungsauftrag für stationäre kardiale Rehabilitation

1991	Eröffnung der Neuro-Rehabilitation durch Urs Hürlimann
1994	Rehabilitation wird im KVG definitiv zur Grundleistung
1997	Neue Abteilung für Herzrehabilitation durch Raphael Koller
1997	Strukturänderung mit vier teilautonomen Abteilungen
1991–2000	Neubau der Klinik in Davos-Clavadel
2001	Fusion der beiden Kliniken in Wald und Clavadel
2002	Thomas Kehl wird CEO beider Kliniken, Matrix-Einführung
2007	Pensionierung von Otto Brändli
2007–2016	Alexander Turk Chefarzt Pneumologie
2007–2016	Javier Blanco Chefarzt Rehabilitation und ärztlicher Direktor
2017-heute	Marc Spielmanns Chefarzt und ärztlicher Direktor
2012–2021	Planung einer Kooperation mit dem Spital Uster
2021	Projekt für einen Neubau auf dem Faltigberg
2020/2021	Wald als Covid-C-Klinik
2022	Spitalliste 2023 wird veröffentlicht

Die Präsidenten des Stiftungsrates

1970–1975   Huldreich Altorfer
1976–1993   Peter Simmler
1994–2000   Walter Burkhalter
2001–2009   Bernhard Gubler
2009–   Andreas Mühlemann

Die Chefärzte in Wald (nach 2007 nur die Lungenärzte)

Dr. Heinrich Staub 1898–1915 und 1916–1918
Musste 1916 nach Wechsel seines Nachfolgers nach Davos wieder «antreten». Wechselte 1918 nach Davos nach dem Kauf des Sanatoriums Clavadel trotz des von ihm geforderten Baus des Chefarzthauses 1916 auf dem Faltigberg

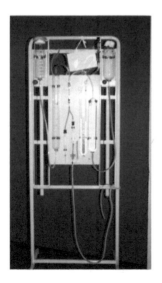

Dr. Hermann Mueller 1915–1916
Initiierte Heliotherapie mit künstlicher Höhensonne wegen schlechtem Wetter 1915, die Tuberkulin- sowie die Pneumothorax-Therapie mit einem «neuen» Pneu-Apparat, zu meiner Zeit noch verwendet, hier im Bild.

Dr. Franz Deiss 1918–1940
Mitbegründer der «Oberländer Arbeitsgemeinschaft zur Bekämpfung der Tuberkulose»

Prof. Eduard Haefliger 1941–1976
Einführung von Streptomycin, BCG-Impfung, Tomografie und Schirmbild
Präsident der Lungenliga Zürich 1963–1985,
Präsident der VESKA, später **H+**, 1966–1970

Dr. Otto Brändli 1977–2007
Präsident der Lungenliga Zürich 1985–2011
zusammen mit seinen Chefarzt-Kollegen **Dr. Urs Hürlimann** (Rehabilitation), **Dr. Raphael Koller** (Kardiologie) und Dr. Javier Blanco (Neurorehabilitation)

Dr. Alexander Turk 2007–2016
Präsident von Lunge (Lungenliga) Zürich seit 2011

PD Dr. Marc Spielmanns seit 2017

Die Verwaltungs-Direktoren

1969–1978   Heinrich Hunziker
1979–2000   Kurt Walder
2000–2001   Peter Büchi
2002–2017   Thomas Kehl
2017–   Markus Gautschi

Die ärztlichen Mitarbeitenden

1977   Paul Kop (Oberarzt, OAz), Ruedi Hoppler, Rudolf Schneider, Jaroslav Olsansky, Cyril Stampach, Hans-Rudolf Zimmermann, Heidi Benz

1978   Rudolf Bezel*, Regula Meier, Andreas Roose, Kaspar Sauer

1979   Martin Häcki* (OAz), Enrico Danieli, Peter Gerber, Thomas Stark**, Marcel Butti

1980   Urs Honegger*(OAz), Pieter Langloh*, Pierre Bracher, Claudia Ernest, Barbara Lamparter, Rolf Champion

1981   Martin Häcki (OAz), Peter Frick, Martin Stiefel, Günther Waldeck, Barbara Fischer, André Scheel, Bernhard Frühauf*/**

1982   Martin Häcki (OAz), Margrit Caprez, Manuel Erhardt, Walter Schenkel, Karl Königseder, Wanda Fiala, Ernst Gerhard, Anna-Katharina Bühler

1983   Rudolf Bezel (OAz), Hans-Ulrich Dubach* (OAz), Niklaus Deseö, Gerhard Ernst, Jean-Christian Krayenbühl, Kurt Röthlisberger, Valerio Rosinus, Micha Steigbügel, Sabine Batzer

1984   Werner Karrer*/**(OAz), Theo Dollenmeier, Marianne Gisler, Georg Stoffel, Ralph Sutter

1985   Otto Scherer (OAz), Philippe Cottagnoud**, Arthur Helbling**, Jürg Niesper, Marianne Rüegger, Murat Emre**

1986   Pieter Langloh*(OAz), Markus Frauenfelder, Urs Greuter, Philippe Schneidinger, Rolf Schwab**, Hansjörg Wettstein

---

*   *zukünftige Lungenärzte*
**   *zukünftige Chefärzte oder Leitende Ärzte und/oder Dozenten*

1987 Carlo Albani, Roland Bingisser**, Maria Plangger, Sandra Pugatsch, Peter Scheidegger, Beat Weber

1988 Rolf Schwab** (OAz), Rudolf Scherrer*/** (LAz), C. Lorenzet, Josef Schüepp, Moritz Schürch, Urs Hinnen**, Michael Stähelin, Claudine Nagy, Kathrin Bertschinger, Frau B. Wirth, A. Frei

1989 Andrea Ganzoni (OAz), Patrizia Balzan, Barbla Campell, Alfred Frei, Paul Isler**, Christoph Nagy, Maria-Jesus Serna, Thomas Stoll**, Ucli Stössel**, Barbara Wirth

1990 Urs Hürlimann** (OAz), Jürg Barandun*/** (OAz), Sven Ständer**, Andreas Müller, Hannes Brugger, Thomas Figi, M. Kälin, Eva Achermann*/**, Hans Brüngger, Christoph Zeller, Gianni Zarotti

1991 Urs Hürlimann (LAz), Peter Netzer, Robert Friedman, Daniel Morger, Willi Walker, Irene Schlatter, Bela Tar, Martin Scotoni, Felicitas Rötheli, Gianni Zarotti, Pia Guldimann

1992 Raphael Koller** (OAz), Helena Shang Meier*/** (OAz), Marianne Debrunner, Monika Florey, Claudia Hauser, Krystina Jäggi, Stephan Locher, Stefan Obrist**, Christoph Schalcher, Markus Weiss

1993 Diana Abraham, Sonja Donada, Christoph Ganzoni, Esther Juzi, Roman Schwizer, Christine Sengupta, Riccardo Stacchi, Christine Stucki, Eva Tewes

1994 Robert Kosek, Irene Stolz, Martin Sutter**, Thomas Luterbacher*/**, Judith Bucher, Regula Bösiger, Frau Meier

1995 Isabelle Taddei* (OAz), Frau Salgo, Frau U. Kolyvanos, Frau S. Koch, Frau Rüegger, Jon Carnes, Vilma Stalder, Norbert Rose

1996 Frau B. Pfister, M.-A. Hochreutener, Frau S. Recker, R. van der Ploeg, Frau J. Koller, Sebastian Haas[**], F. Steinemann, Krebs, Frau S. Bucher, Adrian Müller, Frau B. Keserü, Th. Cotar, Frau Becker

1997 Urs Hürlimann (ChefAz), Raphael Koller (ChefAz), Karl Klingler[*]/[**] (OAz), Christian von Mitzlaff (OAz), Ch. Graf, Frau Kind, Frau Schneeberger, Frau J. Kaufmann, P. Codoni, Frau Christodulu, Morena Felder[**], Frau K. Stoob, Michael Geiges[**]

1998 Matthias Winistörfer, Elias Scheidegger, Bruno Senn[*]/[**], Jacqueline Buser, B. Staub, Christoph Zwisler, Christoph Löschhorn[*], Frau Thomas, S. Kubat, Ch. Kolb, Micha Wiegand,

1999 Beat Schmid, Wolfgang Bieri, Martin Schermesser, Michael Abay, Peter Eisenhut, Thomas Kindlimann, Christian Kolb, Sentuu Michel, Susanne Bucher, Urania Kolyvanos, Thomas Luterbacher, Christiane Sengupta, Angelika Thomas, Alexander Turk, Susanne Wegner, Markus Weiss

2000 Robert Kosek (OAz), Alvarez, Peter Freimüller, Denise Krebs, Stephan Kubat, Martin Lachat, Gabrielle Marmier, Peter Rohr, Karim Shaikh, Lisa Steinmann, Ramon Vettiger

2001/2002 Christina Stocker (OAz), Andreas Bickel, Engelbert Bruhin, Sven Dätwyler, Sara Diolaiuti, Lukas Gerber, Rolf Gimmi, Katharina Hirzel, Boris Jamnicki, Alfred Jaros, Bruno Lombardi, Dominik Müntener, Edith Niederberger, Alexander Nydegger[**], Daniel Portmann, Milo Puhan[**], Simon Ramseier[**], Tariq Rauf, Hugo Rüttimann, Niklaus Schäfer, Peter Schär, Melanie Scheuner, Christian Schulz, Christian Wölfel

2003 Margret Hund-Georgiadis** (LAz), Riccardo Stacchi (OAz), Corinne Weber (OAz), Alice Zürcher*/**, Marianne Zumbrunn, Petra Ferrari, Cornelius Warnecke, Stephanie Stegemann, Alban Senn, Niklas Ehl, Simon Ramseier, Stephan Balli, David Löhrer, Krisztina Müller, Wim Van der Helm,

2004 Markus Baumgartner, Christian Lo Cascio*/**, Anahita Farshad, Christoph Jensen, Daniel Mahler, Homayon Chaudry, Valeria Stadelmann, Thomas Sigrist*/**, Marcos Ortega, Cornel Stöckli, Michael Schneider, Carola Epp, Petra Ferrari, Nicola Marra, Stephanie Schwager, Cornelius Warncke,

2005 Morena Felder (LAz), Alexandra Marek, Sandra Tresch, Martin Winiger

2006 Javier Blanco (ChefAz Neurorehabilitation), Corinne Weber (LAz)

2007 Alexander Turk*/** (ChefAz Pneumologie), Volkhard Berg (ChefAz Kardiologie), Patrick Muggensturm (OAz) */**, Tsogyal Latsang*/**, Christian Lo Cascio*

2008 bis 2023 (nur für die Pneumologie)   Stephan Keusch*/**(LAz), Leonie Lagler Martin*(OAz), Manon Leibl* (OAz), Sandra Sigrist*, Séverine Müller-Motta*, Christina Gold*, Janko Rakic*, Anna Zortea*, Claudia Weber*, Robert Mundackal* (OAz), Martino Ruprecht* (OAz), Henning Dullau* (LAz), Patrick Heeb* (LAz), Vivian Arias* (LAz).

Quellenangaben

Jahresberichte der Höhenkliniken 1898–2021

Eidg. Gesundheitsamt: Bewilligung zur Führung einer Abteilung für nichttuberkulöse Patienten in einer Tuberkulose-Heilstätte 23.3.1966

Stiftungsratsprotokoll vom 25.11.1975

Antonelli M, Barbieri G, Donelli D: Effects of forest bathing (shinrin-yoku) on levels of cortisol as a stress biomarker: a systematic review and meta-analysis. Int J Biometeorol. 2019; 63(8):1117–1134

Aschenbeck N: architektonische Laboratorien der Moderne; NZZ 16.8.2014, Seite 57

BFS – Kosten und Finanzierung des Gesundheitswesens; OECD, Health Statistics 2021. BFS 2022

Brändli O und Gurtner B: Von der Gemeinnützigkeit zur Eigennützigkeit – Wandel im Gesundheitswesen am Beispiel der Zürcher Höhenklinik Wald; Drei Punkt Verlag 2014

Brändli O: Spuren hinterlassen – vom Tössbergland über New York in die Altstadt von Zürich; Eigenverlag 2019

Brändli O., Das Krebsregister von St. Gallen-Appenzell – eine Auswertung für die Jahre 1960–1968, Z Präv Med 14, 371–392, 1969

Burkhalter W: Schreiben an Stiftungsrat und Klinikleitung vom 19.7.2000

Burkhard U: Führungswechsel in der ZHW, Walder Zeitung September 2000

EDI 2019: Rehabilitation in Schweizer Spitälern 2017. Bundesamt für Statistik

Gartmann J.: Aus der Blütezeit privater Lungensanatorien; Bündner Jahrbuch 2007

Gerber T, Zeller A, Measuring workload of Swiss general practice: a five-yearly questionnaire-based survey on general practitioners' self-reported working activities (2005–2020), Swiss Med Wkly 2022;152: w30196

Giacometti M: Augusto Giacometti. In einem förmlichen Farbentaumel. Die Biografie; Scheidegger & Spiess 2022; Seiten 125–129

Gross S et al: Perception of physicians and nursing staff members regarding outside versus bedside ward rounds, Swiss Med Wkly. 2022;152: w30112

Hamburg MA: Building a National Public Health System in the United States, N Engl J Med 2022; 5: 385–387

Huber Lars C; Swiss Med Forum 2022; 22: 213

Karrer Cristina: Höhenklinik Wald: Ein Aufenthalt; NZZ: 7./8.10.1989, Seiten 86–88

Lesti A: Zauberberge – Als es Dichter und Denker auf die Schweizer Gipfel zog; Bergwelten Verlag bei Benevento, Salzburg/München 2022

Lorenzetti Rita: BLOG vom 05.11.2005

Medici TC: Die Tuberkulose und das moderne Wohnideal; Praxis 2003; 92:1382–91

Mosher MC et al, Cost-effectiveness of Pulmonary Rehabilitation among US Adults with Chronic Obstructive Pulmonary Disease, JAMA Network Open 2022; 5: e22218189

Murray JF: Tuberculosis and High Altitude – Worth a Try in XDR-TB; Am J Respir Crit Care Med 2014;189: 390–3

Organisationsreglement der Zürcher Höhenkliniken Wald und Davos, 2004

Rieder HL: Ninety years after The Magic Mountain: world literature inspired by a misdiagnosis; Int J Tuberc Lung Dis 2014; 18: 761–62

Ritzmann Iris: Hausordnung und Liegekur – vom Volkssanatorium zur Spezialklinik: 100 Jahre Zürcher Höhenklinik Wald; Chronos Verlag 1998

Rühli F, Their A: Weissbuch Corona – die Schweiz nach der Pandemie, NZZ Libro 2021

Sarasin Philipp: 1977 – Eine kurze Geschichte der Gegenwart; Suhrkamp Berlin 2021

Stiftung Zürcher RehaZentren: Von der Liegekur zur modernen Rehabilitation, 2018

Tooze Adam: Welt im Lockdown – die globale Krise und ihre Folgen; C.H. Beck, München 2021

Trezzini A und Meyer B: ST Reha 1.0: das neue Tarifsystem der stationären Rehabilitation, Schweiz. Ärztezeitung 2021; 102: 563–566

Ypi Lea: Free – Coming of Age at the End of History; Penguin Books Ireland 2021 oder Suhrkamp Berlin 2022

Zellweger U, Junker C, Bopp M, Cause of death coding in Switzerland: evaluation based on a nationwide individual linkage of mortality and hospital in-patient records, Population Health Metrics 2019; 17: 2

Zopfi E: Zürcher Oberländer 2004

Ausgewählte Publikationen von ZHW-Mitarbeitenden

Siehe https://pubmed.ncbi.nlm.nih.gov/?term=brand-li+o+or+braendli+o

Zimmermann HR, Brändli O, Der Verlauf der chronischen obstruktiven Lungenkrankheit unter Therapie, Schweiz med Wschr 110, 232–236, 1980

Stark Th, Sauer K, Brändli O, Die offenen Tuberkulosefälle des Kantons Zürich im Jahre 1979 – vermeidbar durch präventive Chemotherapie? Schweiz Rdsch Med 70, 68-73, 1981

Langloh P, Brändli O, Schnieper R, Überlebenswahrscheinlichkeit und prognostische Faktoren der chronischen obstruktiven Lungenkrankheit, Schweiz med Wschr 112, 1841–1846, 1982

Häcki MA, Angehrn W, Cavegn HR, Brändli O, Zur Langzeit-Digitalistherapie älterer Patienten. Ist die Mehrzahl unnötig digitalisiert? Schweiz med Wschr 112, 1888–1891, 1982

Rapoport DM et al, Reversal of the «Pickwickian Syndrome» by long-term use of nocturnal nasal-airway pressure. NEJM 1982 307: 931–933

Häcki MA, Waldeck G, Brändli O, Acetazolamid bei hyperkapnischer chronischer obstruktiver Lungenkrankheit- eine Renaissance? Schweiz med Wschr 113, 110–114, 1983

Langer T, Bezel R, Häcki M, Brändli O, Wie belastend ist die Fiberbronchoskopie in Lokalanästhesie? Schweiz med Wschr 114, 1651–1655, 1984

Karrer W, Röthlisberger K, Bezel R, Häcki M, Rubin S, Brändli O, Welches ist die beste Medikamentenkombination für die Kurzzeittherapie der Tuberkulose? Schweiz med Wschr 115, 1353–1359, 1985

Brändli O, Haegi V, Villiger B, Bohn W, Baumann HR, Zäch R, Kurzzeittherapie der Lungentuberkulose mit einer fixen Kombination von Isoniazid, Rifampicin und Pyrazinamid, Schweiz med Wschr 119, 299–305, 1989

Brändli O, Bezel R, Langloh P, Wettstein HJ, Die kontinuierliche nasale Überdruckatmung (nCPAP) als Therapiemöglichkeit des Schlafapnoesyndroms, Schweiz med Wschr 118, 161–164, 1988

Ganzoni A, Heilig P, Schönenberger K, Hügli O, Fitting JW, Brändli O, Hochkalorische Ernährung bei chronischer obstruktiver Lungenkrankheit, Schweiz Rdsch Med 83, 13-16, 1994

Brändli O, Schindler Ch, Künzli N, Keller R., Perruchoud AP and SAPALDIA-Team, Lung function in healthy never smoking adults: reference values and lower limits of normal of a Swiss population, Thorax 51: 277–283, 1996

Brändli O, Rehabilitation; in: Zürcher Spitalgeschichte, Band 3, Regierungsrat des Kantons Zürich (Hrsg.), 283–293, 2000

Künzli N, Ackermann-Liebrich U, Brändli O, Tschopp J.M, Schindler C, Leuenberger P, Clinically «small» effects of air pollution on FVC have a large public health impact. Swiss Study on Air Pollution and Lung Disease in Adults (SAPALDIA), Eur Respir J. 2000;15:131–136

Büchi S, Brändli O, Klingler K, Buddeberg C, Stationäre Rehabilitation bei Patienten mit chronisch obstruktiver Lungenkrankheit (COLK): Effekte auf körperliche Leistungsfähigkeit, psychisches Wohlbefinden und Lebensqualität. Schweiz Med Wschr 130:135-142, 2000

Büchi S, Buddeberg C, Klaghofer R, Russi EW, Brändli O et al. Preliminary validation of PRISM (Pictorial Representation of Illness and Self measure) – a brief method to assess suffering. Psychother Psychosom 71: 333–341, 2002

Puhan M, Koller M, Brändli O, Steurer J: Pulmonale Rehabilitation bei COPD in der Schweiz – eine Standortbestimmung. Schweiz Rdsch Med Praxis 92: 111-116, 2003

Puhan MA, Behnke M, Devereaux PJ, Montori VM, Brändli O et al: Measurement of agreement on health-related quality of life changes in response to respiratory rehabilitation by patients and physicians- a prospective study. Respiratory Medicine 98:1195–1202, 2004

Puhan MA, Suarez A, C, Lo Cascio, Zahn A, Heitz M, Brändli O, Didgeridoo as a treatment alternative for obstructive sleep apnea syndrome- a randomized controlled trial. Brit med J 2006; 332: 266–70

Haefliger E., Die Tuberkulose aus der Sicht ihrer Entwicklung von der Epidemie zur Endemie. Praxis 2006 95: 1577–81

Puhan MA, Spaar A, Frey M, Turk A, Brändli O et al: Early versus Late Pulmonary Rehabilitation in Chronic Obstructive Pulmonary Disease Patients with Acute Exacerbations: A Randomized Trial. Respiration 2012; 83: 499–506

Bloch KE, Turk AJ, Maggiorini M, Hess T, Merz T, Bosch MM, Barthelmes D, Hefti U, Pichler J, Senn O, Schoch OD. Effect of ascent protocol on acute mountain sickness and success at Muztagh Ata, 7546 m. High Alt. Med. Biol. 2009;10(1):25–32

Bloch KE, Latshang TD, Turk AJ, Hess T, Hefti U, Merz TM, Bosch MM, Barthelmes D, Hefti JP, Maggiorini M, Schoch OD. Nocturnal periodic breathing during acclimatization at very high altitude at Mount Muztagh Ata (7,546 m). Am J Respir Crit Care Med. 2010;182(4):562–568

Latshang TD, Lo Cascio CM, Stowhas AC, Grimm M, Stadelmann K, Tesler N, Achermann P, Huber R, Kohler M, Bloch KE. Are Nocturnal Breathing, Sleep, and Cognitive Performance Impaired at Moderate Altitude (1,630–2,590 m)? Sleep. 2013;36(12):1969–1976

Maggiorini M, Brunner-La Rocca HP, Peth S, Fischler M, Bohm T, Bernheim A, Kiencke S, Bloch KE, Dehnert C, Naeije R, Lehmann T, Bartsch P, Mairbaurl H. Both tadalafil and dexamethasone may reduce the incidence of high-altitude pulmonary edema: a randomized trial. Ann Intern Med. 2006;145(7):497–506

Furian MM; Buergin A; Scheiwiller PM; Mayer L; Schneider S; Emilov B; Lichtblau M; et al; Sooronbaev TM; Ulrich S; Bloch KE: Acetazolamide to prevent adverse altitude effects in COPD and healthy adults. NEJM Evid. 2022;1(1) DOI: 10.1056/EVIDoa2100006

Nussbaumer-Ochsner Y, Schuepfer N, Ulrich S, Bloch KE. Exacerbation of sleep apnea by frequent central events in patients with the obstructive sleep apnea syndrome at altitude: a randomized trial. Thorax. 2010;65):429–435

Latshang TD, Nussbaumer-Ochsner Y, Henn RM, Ulrich S, Lo Cascio CM, Ledergerber B, Kohler M, Bloch KE. Effect of acetazolamide and autoCPAP therapy on breathing disturbances among patients with obstructive sleep apnea syndrome who travel to altitude: a randomized controlled trial. JAMA. 2012;308(22):2390–2398

Tan L, Latshang TD, Aeschbacher SS, Huber F, Flueck D, Lichtblau M, Ulrich S, Hasler ED, Scheiwiller PM, Ulrich S, Bloch KE, Furian M. Effect of Nocturnal Oxygen Therapy on Nocturnal Hypoxemia and Sleep Apnea Among Patients with Chronic Obstructive Pulmonary Disease Traveling to 2048 Meters: A Randomized Clinical Trial. JAMA Netw Open. 2020;3(6):e207940

Saxer S, Schneider SR, Appenzeller P, Bader PR, Lichtblau M, Furian M, Sheraliev U, Estebesova B, Emilov B, Sooronbaev T, Bloch KE, Ulrich S. Asthma rehabilitation at high vs. low altitude: randomized parallel-group trial. BMC. Pulm. Med. 2019;19(1):134

Schneider SR, Mayer LC, Lichtblau M, Berlier C, Schwarz EI, Saxer S, Tan L., Furian M, Bloch KE, Ulrich S. Effect of a daytrip to altitude (2500 m) on exercise performance in pulmonary hypertension: randomized crossover trial. ERJ Open Res. 2021;7(4) Klamroth-Marganska V, Blanco J, Felder M et al: Three-dimensional task-specific robot arm therapy after stroke- a multicenter parallel group randomized trial. Lancet Neurology 2014; 13:159–66

Ruprecht M, Spielmanns M. Frische Luft für geschwächte Lungen – die pneumologische Rehabilitation in der Schweiz 2019. Therap Umschau 2019; 76: 425–32

Pekacka-Egli AM, Kazmierski R, Lutz D, Kulnik ST, Pekacka-Falkowska K, Maszczyk A, Windisch W, Boeselt T, Spielmanns M. Predictive value of cough frequency in addition to aspiration risk for outcome pneumonia in dysphagic stroke survivors. Brain Sciences 2021; 11,847

Spielmanns M [1], Pekacka-Egli AM, Cecon M, Witassek F, Schoendorf S, Lutz D, Hermann M. COVID-19 outbreak during inpatient rehabilitation- impact on settings and clinical course of neuro-musculoskeletal rehabilitation patients. Am J Phys Med Rehabil 2021

Hermann M, Pekacka-Egli AM; Witassek M, Baumgaertner R, Schoendorf S, Spielmanns M. Feasibility and Efficacy of Cardiopulmonary Rehabilitation following COVID-19. Am J Phys Med Rehab 2020; 22: 10

Spielmanns M [2], Pekacka-Egli AM, Schoendorf S, Windisch W, Hermann M. Effects of a comprehensive pulmonary rehabilitation in severe post-COVID-19 patients. Int J Environ Res Public Health 2021; 18: 2695

Spielmanns M [3], Buelow MM, Pekacka-Egli AM, Cecon M, Spielmanns S, Windisch W, Hermann M. Clinical and Functional Predictors of Response to a Comprehensive Pulmonary Rehabilitation in Severe Post-COVID-19 Patients. Microorganisms 2021; 9: 2452

Spielmanns M, Gloeckl R, Jarosch I, et al. Using a smartphone application maintains physical activity following pulmonary rehabilitation in COPD patients: a randomized controlled trial. Thorax 2022; Epub ahead of print. doi:10.1136/thoraxjnl-2021

Spielmanns M, Schildge S, Diedrich JP, Valipour A. Therapeutic Success in Swiss COPD Patients Receiving Dual Bronchodilation Therapy as COPD Maintenance Treatment. Clin Pract 2022; 12: 46–56

Spielmanns M, Tamm M, Schildge S, Valipour A. Swiss experience in therapy with dual bronchodilation in COPD in relation to self-reported physical functionality. J Clin Med Res 2021; 13: 392–402

Pekacka-Egli AM, Kazmierski R, Lutz D, Pekacka-Falkowska K, Maszczyk A, Windisch W, Spielmanns M. Reassessment of Poststroke Dysphagia in Rehabilitation Facility Results in Reduction in Diet Restrictions. J Clin Med 2021; 10: 1714

Luu P, Tulka S, Knippschild S, Windisch W, Spielmanns M. Risk Assessment of Acute Exacerbation in COPD Patients in the Context of Pulmonary Follow-Up Rehabilitation Based on the Prevalence and Severity of Comorbidities. Pneumologie 2021 doi: 10.1055/a-1346-5504. Epub ahead of print. PMID: 33540464

Spielmanns M, Pantev S, Turk A, Barthelmes J, Schindler M, Hermann M. Does an undetected obstructive sleep apnea influence the natural course and success of a cardiac rehabilitation after cardiac surgery? Eur J Phys Reha Med 2020, doi: 10.23736/S1973-9087.20.06340-6. Online ahead of print. PMID: 33111512

Spielmanns M, Bost D, Windisch W, Alter P, Greulich T, Nell C, Storre JH, Koczulla AR, Boeselt T. Measuring sleep-quality and efficiency with an activity monitoring device in comparison to polysomnography. J Clin Med Res. 2019;11(12):825–833

Dank

Ohne die Unterstützung meiner Eltern, denen eine solche Ausbildung in den schwierigen 30er Jahren des letzten Jahrhunderts leider verwehrt war, und die Förderung durch eine trotz Doppelklassen mit über 50 Schülern hoch motivierte Primarlehrerin und inspirierende Gymnasiallehrer wäre auch für mich kein Studium möglich gewesen. Ihnen gebührt mein grösster Dank, speziell auch meinem Vater, der meine Studienrichtung Medizin mit seiner tapfer ertragen Tuberkulosekrankheit sicher beeinflusst hat.

Mein Dank gilt allen, die mich die letzten 45 Jahre als Arzt in der Höhenklinik und auch danach begleitet und unterstützt haben.

Ganz besonders den Mitwirkenden bei diesem Buchprojekt: Prof. Flurin Condrau für sein ergänzendes und zusammenfassendes Vorwort, meinen Arztkollegen Ruedi Bezel, Javier Blanco, Konrad Bloch, Raphael Koller, Marc Spielmanns und Alexander Turk sowie Peter Büchi, Manfred Güntensperger und Hans Ooms für ergänzende Textbeiträge und bereichernde Kommentare und Dr. Daniel Heller, dem Verwaltungsratspräsidenten der Barmelweid, für sein Klinikportrait.

Das Manuskript kritisch durchgelesen und entscheidend verbessert haben auch Frau Morena Felder, Alexander Grass, Urs Haefliger, Walter Kaiser, Werner Karrer, Nino Künzli, Pieter Langloh, Martin Singeisen, Thomas Stark und Kurt Walder.

Mein Manuskript als erste gelesen hat jedoch immer meine Frau Therese, meine strengste Reviewerin.

Mit Dr. Manfred Hiefner, dem Leiter der Edition Königstuhl, und seinem Team zusammen ist es gelungen, das Buch rechtzeitig zum 125-Jahre-Jubiläum der Klinik herauszubringen. Die Schweizerische Lungenstiftung hat sich finanziell an den Druckkosten beteiligt. Ich bin den Stiftungsräten für ihren ehrenamtlichen Einsatz, seit ich die Stiftung 1988 gegründet habe, zu grossem Dank verpflichtet.

Zuletzt danke ich herzlich allen meinen Mitarbeitenden während meiner 31-jährigen Tätigkeit in Wald und den Stiftungsverantwortlichen der Zürcher RehaZentren für ihre fast immer wohlwollende Unterstützung dabei. Besondere Erwähnung verdient haben USZ-Spitaldirektor Paul Stiefel für seinen «Startschuss» 1979 zur Gesamtsanierung von Wald und Gesundheitsdirektor Peter Wiederkehr für die entscheidenden Kreditbewilligungen für die beiden Kliniken in Wald und Clavadel.

Doch diese lange Geschichte wäre nicht möglich gewesen ohne das Vertrauen der vielen Tausenden von Patienten in die Pflege und Behandlung auf dem «Zauberberg», ihre Unterstützung als Prämien- und Steuern-Zahlende und ihre positiven Weiterempfehlungen.

Dank ihnen kann die Höhenklinik auch nach 125 Jahren weiter an ihrem ganz besonderen Standort zum Gesundwerden für alle Zürcher erhalten bleiben.

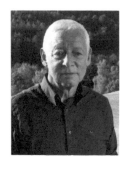

Otto Brändli (*1942) verbrachte seine Jugend in Bauma im Tösstal und war einer der ersten Gymnasiasten an der 1954 neu gegründeten Kantonsschule Zürcher Oberland in Wetzikon. Unter dem Eindruck der Tuberkulosekrankheit seines Vaters wechselte er vom Mathematik-Studium an der ETH Zürich zur Medizin. Er studierte in Zürich, Wien und Montpellier und machte während seiner Weiterbildung zum Lungenarzt entscheidende Erfahrungen als Fellow am Bellevue Hospital in New York 1973–75, wohin er später für Sabbaticals zurückkehrte.

Als Chefarzt wirkte er von 1977 bis 2007 in der Zürcher Höhenklinik in Wald. Nach seiner Pensionierung arbeitete er weiter als Stellvertreter in Spitälern und Arztpraxen, zuletzt und bis heute in der Permanence ApoDoc beim Bahnhof Hardbrücke in Zürich.

Er war Präsident der Lungenliga Zürich www.lunge-zuerich.ch von 1985 bis 2011. Heute ist er Präsident der Schweizerischen Lungenstiftung www.swisslung.org und lebt in Zürich.

Ebenfalls von Otto Brändli:
- *Spuren hinterlassen – vom Tössbergland über New York in die Altstadt von Zürich; 2019*
- *Mein Corona-Tagebuch 2020–21: Gedanken und Träume eines 79-Jährigen; 2021*
- *Aufgewachsen im Altersheim – das Alters- und Pflegeheim Böndler in Bauma; 2022*